JN022838

仕事で
折れない心の
つくり方

名越康文 Yasufumi Nakoshi

はじめに

「弱さ」を知ることが生き残りの第一歩

厳しく不安定な時代だからこそ、自分の「弱さ」を知り、「弱さ」を生かす心理学が必要だ。

心理学というのは本来、1人ひとりが、与えられた生命を十全に生かすための学問です。

昨今、平均余命が伸びる中、「人生100年時代」というキーワードが流行しました。これまでのように「定年」まで働いて、あとは余生……、という時代は終わり、60年、70年、場合によってはそれ以上の間、仕事、あるいは社会の中で活躍し続けることが当たり前になっています。

一方で、ビジネスマンを取り巻く社会環境は、厳しさを増しています。

新しいウイルスの脅威、グローバル化の中でますます広がる格差、ＡＩの爆発的進化によって失われていく雇用、少子高齢化で失われていく需要……。これほど厳しい環境の中で、１００年もの長い時間を生き抜いていく。このことに、多くの人は不安を覚えているのではないかと思います。

では、このような厳しく、また不安定な時代に、心理学といういわば「不要不急」の学問が、なんの役に立つのでしょうか？　自分の仕事の専門知識はもちろんのこと、語学力やプログラミング能力、あるいはコミュニケーション能力や交渉力といった「実践的な知識」でなければ役に立たない。そう考える人も少なくないでしょう。

私はこうした「他人より少しでも優れた知識や能力を身につける」という考えを、決して否定はしません。ただ、これからのより厳しくなっていく環境で、これまで以上の長期にわたってサバイバルしていこうとするときに必要なのは、そうした「強さ」だけではなく、自分自身の「弱さ」に目を向けておくことではないか、と考えています。

「強くなる」ことが有効なのは、安定した右肩上がりの時代において、短期的な勝負に勝とうとするときだけです。これだけ変化が激しく、不安定な時代においては、ただ「強くなる」ことだけで長期間生き延びることができるのは、運に恵まれた、ほんの一握りの人間だけだと私は思います。

では、どう備えればいいのか？

ここに心理学の出番があります。というのも、**心理学というのは本来、自分の弱さを知り、その「弱い自分」を、いかにしてこの世界で生き延びさせていくか、という知恵を与えてくれるもの**だからです。

本書のタイトルは『仕事で折れない心のつくり方』です。ただ、タイトルに矛盾するようで恐縮なのですが、実際には、どれほど強い人であっても、心が「折れる」ことはあります。それくらい、人間の心というのは弱いものなのです。

重要なことは、そこからいかに立て直し、人生の長丁場をサバイバルしていくかということです。その意味で、これからの厳しい時代を生き抜いていく真の力を与えてくれるのは他ならぬ心理学だということを、私は確信しています。

名越康文

Step 3
コミュニケーションに自信が持てないあなたへ

Step 4

Step 5

成功への道筋を描くための心理学

Step 1

私たちが抱える漠然とした「不安」の根っこを知る

「自分の仕事はこれじゃない」というモヤモヤ

「このままこの仕事を続けていいのかな……」

今、こういうモヤモヤとした気分を抱えて仕事をしている人は少なくありません。このモヤモヤはどこからくるのか？　これを払っていくには、どうしたらいいのでしょうか？

「あなたは今、自分の仕事に満足していますか？」

「あなたは今、自分の仕事に満足していますか？」

国際比較調査グループＩＳＳＰ（International Social Survey Programme）の２００５年の調査の結果、日本で働く人で「今の自分の仕事に満足している」と答えた人は

73%で、32ヵ国中28位という低さでした。さらに、最新の2015年の調査では、満足度の合計が73%から60%に下がってしまいました。

日本人の仕事の満足度が低く、しかも、低下し続けている理由はさまざまなものが考えられます。給料が安い、待遇が悪い、あるいは上司からのパワハラ、職場で精神的なプレッシャーを強く受けて調子を崩している……、などなど。

一方で、そういった直接的なストレスではなく、「自分はこの仕事に向いていないんじゃないか」「自分のやるべき仕事はこれじゃないんじゃないか……」という、漠然とした理由で、今の仕事に不満を持っている人も少なくないようです。

おそらく、この本を読んでいる皆さんも、一度は「自分はこの仕事に向いていないんじゃないだろうか？」と悩んだことがあるはずです。実は私自身も、医学部の学生時代から「医者には向いていないないなぁ」と悩んできた経験があります。

もちろん、そこには生まれ持った能力や適性（向き・不向き）も関係しているでしょう。ただ、今の時代において、多くの人が「今の仕事に満足できない」と感じているることには、ただ能力や適性が合わない、ということよりは、もっと根本的なところでの、心理学的な問題が深く根を下ろしているように、私には感じられます。

職場環境や待遇には大きな問題はない。でも、心のどこかに**「なんだか自分がやるべき仕事はこれじゃない」というモヤモヤ**がある……。

この「モヤモヤ」が曲者《くせもの》です。

「自分はずっと、この仕事を続けていくのだろうか」というような、仕事をする中で感じる「漠然とした不安」は、なんとなく見過ごされがちです。でも、このモヤモヤとした不安にとらわれている限り、人は目の前の仕事に打ち込むことができません。

さらに申し上げれば、この「モヤモヤとした不安」こそが、人々から気力を奪い、結果として組織から活力が失われ、この20年の日本経済全体の低迷をもたらした元凶なのではないか。これは、精神科医として多くの人を診《み》てきた中で得られた、私の実感です。

「職業選択の自由」がありながら、「選択肢」は減っている

なぜ今、多くの人が自分の仕事に対して、こうした「モヤモヤとした不安」を抱えているのでしょうか？

最近、オックスフォード大学のマイケル・A・オズボーンという人が、「人間が行う仕事の約半分は機械に奪われる」という未来予測を発表し、話題となりました。人工知能（ＡＩ）やロボットの進歩によって、人間でなくてもできる仕事はどんどん機械に置き換わっていき、その結果、今ある仕事のほとんどは消滅してしまう、というのです。

この未来予測が正しいかどうかはわかりません。ただ、機械化・自動化によって今ある仕事の多くが失われていくことは間違いないでしょう。これは今に始まったことではなく、世界史で見たときには産業革命以降の一貫した趨勢《すうせい》です。

日本でも、ヨーロッパでも、中世から近世ぐらいまで存在したさまざまな分野の職

人的な仕事は、姿を消しました。「納豆屋さん」「豆腐屋さん」「さお竹屋さん」などなど、落語に出てくる「お店」は見かけなくなり、ほとんどの人は大型スーパーで買い物をするようになりました。

こうした社会の変化によって、多くの人が企業という「組織の一員」として働くようになった。今では、芸能人やユーチューバー、起業家やインフルエンサーのような例外をのぞいて、ほとんどの人が会社員（＝組織の一員）として働いています。実は、このことこそが、今、多くの人が抱えている「なんだか自分がやるべき仕事はこれじゃない」というモヤモヤの根本にある問題だと私は考えています。

なぜか？　それは、**会社員として生きるしか選択肢がない（という思い込み）が、人々の意識の深いところに不安を植えつける**からです。

会社勤めのサラリーマンにとって、「会社をクビになる」ことほど怖いことはありません。でも、よく考えればなぜ会社をクビになるのがそんなに怖いのでしょう？

それは、「会社をクビになっても、畑を耕して食っていけばいいや」と開き直ることができないからです。

現代は、職業選択の自由が保証されているといわれますが、現実の社会に目を向ければ、「会社の一員として働けないなら、あなたが生きていける場所はないよ」というプレッシャーに常にさらされている。これが、働く人が抱えている「モヤモヤ」の根本にある大きな問題なのです。

先に申し上げておくと、こうした不安やプレッシャーのかなりの部分は、現実というよりは妄想です。現実には、「会社」といっても、1つひとつ違います。特に日本の会社の多くは中小企業ですから、それぞれが多様な個性を持っています。ある会社に合わなかったからといって、転職して別の会社に行けば、水が合った、ということはいくらでもあり得ます。

ただ、その一方で、「どこかに必ず、自分に合った仕事がある！」ということを信じにくくなっていることも、間違いないでしょう。

今後、農業や工業といった一次産業、二次産業がロボット化、AI化されていく中で、さらに職業の選択肢は減っていきます。一般的には、身分制度が廃止され「職業選択の自由」を得たはずの我々ですが、「職業選択の幅」は、どんどん狭まっているのです。

「どんな仕事を選んでもいい」「自分にあった仕事を選べばいい」と言われるけれど、いざ働き始めて見ると、どんな会社で、どんな仕事をしていても、「これは本当に自分がやるべき仕事なのだろうか？」というモヤモヤとした不安が拭《ぬぐ》えない……。

これは、あなただけではなく、現代の社会で働くすべての人が抱えている、根っこの深い問題なのです。

仕事においてもっとも大切なのは「必然性」

「これこそが自分のやるべき仕事だ！」という必然性を感じながら仕事をすることは、長く仕事を続けるための非常に大切な条件です。なぜなら、自分の仕事に必然性を感じることは、「自分はこの世界で生きていてもいいんだ」という強い自己肯定感につながり、結果として、その人の能力を最大限に発揮させることにつながるからです。

では、9割以上の人が「会社員」という1つの職業に就《つ》く現代において、どうすれば、「これこそが自分の仕事だ！」という必然性を感じられるようになるでしょうか？

芸能人やユーチューバー、起業家やインフルエンサーのような「特別な人間」ではない私たちが、自分の仕事に対して必然性を感じ、自信を持って取り組めるようになるにはどうしたらいいのでしょうか？

次の項では、その問題について考えてみることにしましょう。

「あきらめる」ことが生む「本当の自信」

「自分に自信が持てない」というのは、現代人の悩みの「最大公約数」といってもいいでしょう。勤め先の会社が倒産しようと、仕事で大きなミスをしようと、根っこのところで自分に自信を持つことができていれば、何度でも再起を図ることができます。では、その「自信」はどのように身につければいいのでしょうか?

「ありのままの自分を受け入れる」という真理を、もう一度考えてみる

「答え」がわかっていても、それを受け入れ実行するのは難しいことが、人生にはたくさんあります。

「自分に自信が持てるようになるにはどうすればいいか？」というのも、そうした問いの1つです。この問いには、過去、偉大な哲学者や賢人たちが出してきた、ある共通の答えがあります。

その答えは非常にシンプルで、誰にでも理解できるものです。ところが、多くの人はその答えを聞いても、なかなかそれを実行に移すことができません。

その答えとは、**「ありのままの自分を受け入れる」**というものです。

びっくりするくらいシンプルな答えですよね。

仕事であれば、会社での評価や売上、プライベートなら友人の数や恋人の有無。そういった「自分の外側の基準」に惑わされるのではなく、ただありのままの自分自身を受け入れる。それこそが本当の自信を手にする、ただ1つの道である……。

おそらく、多くの人が、これと同様の答えを見聞きしたことがあるはずです。私の答えも「結論」としては同じです。いくら仕事で成果を上げても、出世をしたとしても、人は人生のどこかで「ありのままの自分を受け入れる」ことがなければ、「本当の自信」を手にすることはできない。たぶんこれは、人間の本質に沿った答えであり、人生の鉄則なのだろうと思います。

ところが、です。この答えは、今まさに「自分に自信が持てない」と悩んでいる渦中の人の心には、決して響きません。

当然ですよね。だって「自分に自信が持てない」と悩んでいる人は、まさにその「今の自分自身」が嫌いだから、自分に自信が持てないのです。

仕事がうまくいかない、周囲からの評価もかんばしくない。何をやっても「自分ならやれる」と心から自信を持つことができない……。そんなふうに悩んでいる渦中の人が、「ありのままの自分を受け入れなさい」なんて言われても、「いやいやいや、その自分を受け入れるのが嫌なんです」と反論したくなるのが当然です。

でも、私に言わせれば、そのように「自分に自信が持てない」と悩んでいる人こそ、実は「本当の自信を手にする正しい道の入り口に立っている」のです。どういうことか。少し順を追って、ご説明しましょう。

無理に社会適応しようとして手に入る自信には脆《もろ》さがある

そもそも「自分に自信がある」って、どういう状態を言うのでしょう？ 「自信満々の犬」とか「いま1つジャンプ力に自信が持てないバッタ」みたいなものを、私たちはうまく想像することができません。実際に彼らがどうなのかはともかくとして、自信があるとかないとか、そういうことに悩むのは、たぶん人間だけだと思われます。

では両者の違いはどこにあるか？ それは「社会」です。人間は社会の中で生きる動物だから、「社会にどの程度適応できているか」ということが、その人の自信を大きく左右するわけです。

実際、仕事で成果をあげ、家族や友人との関係が豊かになることによって、自信を持って行動できるようになる人はいます。また、自信に満ち溢れて仕事をしている人のほうが、おどおどしている人よりも成功を引き寄せているように見えることもあるでしょう。

では、人間にとっての自信というのは、「社会にどれだけ適応しているか」とイコールなのでしょうか？　話はそれほど、単純ではありません。

というのも、精神科の外来には、客観的に見れば、バリバリ仕事をこなし、十分な社会的評価を得ているにもかかわらず、皆目、自分に自信が持てない人たちが、少なからず訪れてくるからです。

仕事を頑張ったり、勉強したり、人付き合いをして関係を深めることで、私たちは社会に適応しようとします。しかしながら、そうやって懸命に社会に適応しようとしてきた人ほど、人生のどこかで、自分が手にした自信が、あまり根拠のない「ハリボテ」であったのではないか、という不安に襲われてしまうのです。

バリバリ一線で活躍してきた人が、直属の上司が左遷されてしまった瞬間、仕事へのモチベーションを失ってしまうということがあります。それまで「信頼する上司からどう評価されるか」ということでモチベーションを支えていたために、それがなくなってしまうと、仕事にどう取り組んでいいかが一切わからなくなるわけです。

仕事を頑張り、友人関係を大切にし、積極的に恋愛をし、家族や親戚を大事にする……。そうやって一見充実した生活を送っているにもかかわらず、どこか自分に自信が持てない。キラキラした生活の裏側で、心の中がカラカラに干上《ひあ》がっている。

そうした人たちに共通しているのは、「周囲からの評価」を求め続ける中で、だんだんと心の内側が干上がっていく。そんな意識の深いところで、長い時間をかけて積み上げられた「自信のなさ」です。

樫《かし》の木と葦《あし》

イソップ童話に「樫の木と葦」というお話があります。ほんの少しの風にも首《こうべ》を垂れてしまうナヨナヨとした葦を見て、樫の木は「なんだ情けない。俺はどんな風がきても平気だぞ！」と威張っています。

そこへ大きな台風がやってきます。葦は大風に吹かれて地面に這《は》いつくばったようにしなっていますが、持ち前のしなやかさでなんとか一晩やり過ごします。

樫の木は「なんだこんな風くらい！」と踏ん張りますが、一夜が明け、台風が過ぎ去ってみると、見事に根本からバキバキバキッと折れて倒れてしまっています。その横で葦は何事もなかったかのように、風になびいている。そんなお話です。

長年精神科で心の問題を抱えた人を見ていて感じるのは、**「本当の自信」**というのは、**「樫の木」ではなく、「葦」のようなあり方にこそ宿るもの**なのではないか、ということでした。

心が弱って、物事に前向きに取り組めない。暗い気持ちがいつまでも晴れない。そういう人は実は、「樫の木」のように強くありたい、社会の中で勝たなければいけない、負けてはいけない、という思いにとらわれていることが多い。

そういう思いにとらわれている人ほど、ちょっとしたきっかけで、それこそ「根本から折れてしまった樫の木」のように、ひどい状態に陥ってしまうことがあるのです。

精神科医としての私の経験から申し上げると、だんだんと元気がなくなり、弱っていってどうにも動きが取れなくなってしまう……、という人は、実はそう多くありません。たいていの場合、一見元気で、むしろ周囲からは前向きで、元気に生きていると思われていた人が、ちょっとしたきっかけで心のバランスを大きく崩してしまい、周囲の人が驚いてしまう……。そんなケースのほうが、圧倒的に多いのです。

社会に適応することによって積み上げた自信というのは、童話の「樫の木」のような脆《もろ》さを抱えているのです。

では、樫の木のような（脆さを内包した）「強さ」ではなく、葦のような「しなやかさ」を持った自信を身につけるには、どうしたらいいのでしょうか？

「社会に適応していない自分」を認めることが、本当の自信を手にする最短ルート

「ありのままの自分を受け入れる」というのは、言い方を変えれば、「社会に適応す

ることをいったんあきらめる」ということです。

ただ、誤解のないようにお願いしたいのですが、ここでいう「あきらめる」というのは「努力を放棄する」ということではありません。そうではなく、「自分はこうあるべきだ」「こうでなければ生きていけない」というこだわりを捨てる、ということです。

仕事をバリバリこなしている自分。友人から好かれ、一目置かれている自分。好きな異性と恋愛している自分……。そういう理想の自分を目指して努力することは、決して悪いことではありません。しかし、「そういう自分でなければいけない」という思い込みにとらわれてしまうと、その人の自信は、台風にへしおられた樫の木のように、ゆとりのないものになってしまうでしょう。

むしろ、そうした自分へのこだわりを捨てることによって、人は葦のような、しなやかで、なかなか折れない「本当の自信」を手にすることができるのです。

実は私自身、なかなか自分に自信が持てない人間でした。「でした」と過去形でお話しするのは最近はどういうわけか、あまり「自信がない」という感覚がなくなってきたからです。もちろん、今でも「自信満々」というわけではありません。しかし、以前に比べると「自信がなくて、いつも不安で……」ということは少なくなりました。

それはたぶん、年齢とともに、「無理をして自分を社会の中に当てはめる」ということをしなくなったからです。

「自分はこうでなければいけない」という思い込みを捨てること。これは、冒頭の問いの答えとしてお示しした「ありのままの自分を受け入れる」ということと、ほぼイコールです。そう考えると、この答えを実践するのがなぜ難しいのか、ということの理由も明らかになってきますね。

そう。**「ありのままの自分を受け入れる」ということは、それまで自分が長年たゆまず重ねてきた「社会に受け入れられ、適応していこうとする努力」を否定するように**感じてしまうのです。だからこそ、この助言は、今まさに自分に自信を持つことができずに苦しんでいる人の心には響かない。

でも、よく考えてみてください。これは裏を返せば、今、社会に適応できていない人の目の前にこそ、本当の自信を手にすることができる「チャンス」が転がっている、ということだと言えるのではないでしょうか？

今、社会の中でバリバリ活躍して、たくさんの評価を得ている人は、なかなか「今の自分」から手を離すことができません。でも、自分に自信が持てないと悩んでいる「社会に適応できていない」人が、もしもそうやって悩み、苦しんでいる自分、なかなか社会に適応できない「ダメな自分」を丸ごと肯定して、認めることができたらどうでしょうか？

「自分に自信が持てない」と悩んでいる人ほど、実は「本当の自信」を手にする近道に立っている。「本当の自信」を手にするための道は、そんな矛盾の先に、転がっているのです。

「社会に適応しなくては……」という無意識の抑圧にどう向き合えばいいか

一流大学を卒業し、有名企業に就職、結婚して子供が生まれ、友人もたくさんいる。そういう誰から見ても順風満帆な人生を歩んでいた人が、突如、心の調子を崩してしまうことがあります。この心理の機微を理解しておくことは、人生１００年時代を生き抜くうえで、必須の知識と言えるでしょう。

「社会に適応せよ」という過剰なプレッシャー

ここまで、「社会に適応しようとすること」の問題について、述べてきました。誤解のないように申し上げておきますが、社会に適応しようとすることや、社会の中で活躍して、自己実現しようと努力することを、もちろん私は否定しません。ただ、「社会に適応しなければいけない」という過剰なプレッシャーを受け続けることで、多くの人が、**自分自身を「社会から求められる自分」に変えよう**、と考え始めるのは大問題だと思っています。

今、私たちの生きる日本社会には、「社会に適応せよ」というプレッシャーがあふれています。

ビジネスの場面では、学歴や会社の知名度、職階、年収。プライベートに目を向けても、友人がいるか、恋人がいるか、結婚しているか、子供がいるか……、などなど。24時間365日、私たちはさまざまな角度から「あなたはちゃんと社会に適応していますか？」というプレッシャーにさらされています。そして、このプレッシャーによって、多くの才能や能力が削り取られ、摩耗し、埋もれてしまっているというのが、私が多くの人のカウンセリングをしてきた中で得た実感です。

私は昔から暗くて、引っ込み思案で……。いつも会議や打ち合わせで勇気を出して発言することができない。もっと開放的で、社交的な自分にならなくちゃ……。

飽きっぽい私は、根気強く物事に取り組むことができない。もっと地道な努力を続けられる自分にならないと……。

いつも「失敗したらどうしよう」というネガティブな発想ばかり。もっと勇猛で、チャレンジ精神にあふれた自分に生まれ変わらないと……。

こうした「社会に適応しなければならない」という有形・無形のプレッシャーの中で、「なんとか自分を変えなければ！」という考えに無意識のうちにとらわれてしまう人は少なくありません。でも、こうした「自分を変える」という思考は、ふとした拍子に「持って生まれた自分の資質を否定する」ことにつながります。そうなってしまうと、その人が本当の自信を持つことを妨げてしまうことになるでしょう。

「ダメな自分」を認めることがスタートライン

ここまでの話を聞いて、「でも……、今の自分のままでは社会に適応できないなら、自分を変えるしかないじゃないか！」と思われた方もいらっしゃるでしょう。

確かに、「ありのままの自分」のままでは、私たちは社会に適応することはできません。一見、社会に適応しているように見える人でも、一皮剥《む》いた「ありのままの自分」に目を向ければ、他人に嫉妬《しっと》したり、イライラしたり、自己中心的になったり、面倒臭がったり……、という「ダメな自分」が顔を出します。

言い換えれば、**私たちは誰しも、程度の差はあれ「社会不適合者」**だということです。そのままでは、仕事で成果をあげたり、同僚と仲よく協調することはできない。

一方で、その「ありのままの自分（＝ダメな自分）」を否定して、無理やり社会に適応させせようとすると、自分を否定することになって、根本的な自己肯定感、すなわち「自信」が失われてしまう。

これは一見、大変な矛盾です。でも、1つ前の項でも述べたように、実は、この矛盾に気づくことこそが「ありのままの自分」を受け入れ、本当の自信、葦のようなしなやかな強さを持った自分を手に入れるための、第一歩なのです。

ありのままの自分は、（実は）社会不適合者である。この現実を認めることによって、「本当の自信」を手にするための2つの道が開かれます。

持って生まれた資質を「そのまま」活かす道

「本当の自信」を手にするための道の1つは、「持って生まれた自分（ダメな自分）」を変えず、そのまま、社会の中で「生かしていく」という道です。持って生まれた自分の資質を、社会の中でどう生かしていくかということを考えるわけです。

「え？　もともと備わった資質なんて言われても、自分には人に誇れるような才能なんて何もありません……」

そうおっしゃる方の気持ちも、よくわかります。でも、「もともと備わっている資質」というのは、必ずしも「すごい能力」とか、「役に立つスキル」である必要はないのです。

私の恩師であり、カウンセリングの師匠である方が、あるとき、「自分には〈意地悪〉という才能がある」と仰ったことがあります。「自分ほど、根っからの意地悪な人間はいない。でもだからこそ、人の短所を見抜き、その人が失敗をしでかしそうな場面を予測して助言することができるんだよ」というのです。

このお話をお聞きしたときは、正直なところ、冗談をおっしゃっているのだろう、と思っていました。でも、年月を重ねて自分なりにカウンセラーとしての経験を積んでから振り返ってみると、おそらく、本気でおっしゃっていたんじゃないかと思うようになったのです。

多くの人は、才能とか能力といったものは、最初から誰の目にも優れた、素晴らしいものとして現れるものだとイメージしがちです。でも実際には、才能や能力というのは、その人の持って生まれた資質が、社会や周囲の人との関係性の中でだんだんと開花し、少しずつ輝きを放っていくものです。

私の恩師の例で言えば「意地悪」という持って生まれた資質を、そのまま相手を攻撃したり、陥れるような形で使ってしまったら、他人を傷つけ、結局は自分自身も損をしてしまうことにつながるだけでしょう。誰もそれを「才能」や「能力」とは思わないはずです。

ところが、同じ資質を、「相手の問題点を鋭く見抜き、そこをいかにサポートしていくか」という使い方をすると、それは他の人に真似できない「カウンセラーの能力(才能)」として、誰の目にも明らかな光を放つようになるのです。

どんな資質も、「どこで」「いかに」使うかによって、花開き、輝く場合もあれば、問題を引き起こす要因になってしまうこともある。

これは安っぽいヒューマニズムとか理想論ではなく、厳然たる「事実」だと私は捉えています。


皆さんもぜひ、自分が持っている資質や特徴に、冷静に目を向けてみてください。自分が弱点だと思っていること、短所だと思っている部分を、どうしたら社会の中で活かすことができるかを考えてみてください。

どんな資質であっても、人や、社会に貢献できるような使い方があるはずです。

「自分は仕事が遅い」と悩んでいるあなたは、実は自分のペースで忍耐強く物事に取り組むことで成果を出せる、研究者タイプの人材なのかもしれません。あるいは、飽きっぽくて1つのことに集中できない人は、もしかすると、誰も思いもしなかった新しい事業を開拓していく、起業家精神にあふれた人なのかもしれないのです。

「ダメな自分」を自覚するから、人は協力できるようになる

「持って生まれた自分（ダメな自分）」を変えることなく、本当の自信を手にするためのもう1つの道。それは**「他人と協力する」**という道です。

意外に感じるかもしれませんが、他人と協力し、他人を信頼するための第一歩は、自分自身の弱さを認め、受け入れることです。なぜなら、**「自分だけでは何事をなすこともできない」という現実を謙虚に認めることによって、初めて私たちは他人に興味・関心を向けることができる**からです。

自分に何が足りないのか、自分に欠落していることは何か。自分の弱さを深く知っているからこそ、人は他人に関心を向け、他人の強みや弱みを感じ取ることができるのです。

逆に、自分の弱さを知らない人は、他人と協力することができません。そして、いくらお金を稼いで、友人をたくさん作ったところで、他人と協力できない人というの

は、どうしても本当の意味での自信を持つことができないのです。

このように考えてみると、ここまで何度も述べてきたことですが、社会に適応できず悩んでいる人ほど、実は「本当の自信」を手にする入り口に立っている、ということが改めて理解できるはずです。

本当の自信というのは自己完結ではなく、他人とコラボレーションすることによって初めて手にすることができる。そしてその第一歩は、自分の弱さ、至らなさを知ることから始まるのです。

「自分はそのままでは社会に適応できない」と知ること

社会の中で役割を果たし、評価を高めていくことは、基本的には自信を高めていくことにつながります。そういう意味では、仕事はがんばらないよりはがんばったほうがいいし、子育て中の人は子供に愛情を注いだほうがいいし、友人とは共感し合える関係を結んだほうがいいし、素敵な恋愛ができるなら、そのほうがいいでしょう。

でも、そうやってあらゆることを「がんばる」中で、「ありのままの自分」を否定してしまうのは、心の奥底の、深いところで自分自身を傷つけてしまうことにつながります。そうすると、いくら社会的評価を高めたとしても、「自信」という意味では、プラスマイナスで、マイナスのほうが多くなってしまうでしょう。

まず「ありのままの自分」は、そのままでは社会に適応できない、ということを認める。そのうえで、そんな自分をそのまま役立てたり、他人とコラボレーションしていくにはどうしたらいいか、と考えてみる。

私は、気が回らずロクに人の役にも立てないし、特に魅力もない人間かもしれない。でも、そんな自分でも「かわいいやつだな」というぐらいの気持ちで、大切にする。そのうえで「でも、こんな駄目な自分でも、こんなふうにすれば、みんなの役に立てるんじゃないか？」「こういう強みを持っている人とコラボレーションすれば、何かを生み出すことができるんじゃないか」と工夫する道が見えてきます。

無理やり自分自身を変えるのではなく、常に、元々の自分を出発点にして、社会に貢献し、他人とコラボレーションする道を模索する。これこそが、「ありのままの自分を受け入れる」ということの真意なのです。

「やりたいこと」よりも「やりたくないこと」を明確にする

「やりたいこと」と「やりたくないこと」が人間にはあります。でも、そのどちらがより心理学的に重要かということは、あまり知られていません。

必然性はあとからついてくる

「自分の一番やりたいことを仕事にするには、どうしたらいいか」

仕事やキャリアについて論じた本には、必ず、これに類することが書かれています。「自分のやりたいことを仕事にする」ことが望ましいということについて、私も総論としては、賛成です。

ただ、いくらお題目を掲げたところで、実際のところ、「自分の一番やりたいことを仕事にできている人」がどれくらいおられるでしょうか？　多くの人は、日々の生活を維持するお金を稼ぐためや、あるいは、配属された場所で、目の前の仕事をなんとなくこなしている……、というのが現実ではないでしょうか。

そもそも、どんな仕事であっても、最初は「自分のやりたいこと」ではなく、「誰かから頼まれたこと」から始まります。会社員であれば、上司の指示に従うことがスタートラインですし、フリーランスの仕事だって、クライアントからの依頼がなければ始まりません。

ただ、だからといって、仕事のすべてを他人から言われるまま、というのもまた問題です。仕事をはじめて数年ぐらいであればともかく、そういうやり方を5年、10年と続けているうちに、ふと気づくと、自分の意に沿わない仕事ばかりで、苦しくてやっていられない状況に追い込まれてしまった、ということにもなりかねません。

そんな悲惨な状態に陥らないためにどうしたらいいか。私がおすすめするのは、「自分のやりたいこと」ではなく、「やりたくないこと」をできるだけ具体的に、明確にしておく、ということです。

微細な「違和感」を大切にしてストレスへの感度を上げる

「やりたいこと」よりも、「やりたくないこと」を明確にする。これは言い換えれば、日々の仕事の中で感じる「違和感」を、できるだけ明確に意識する、ということです。

どんな仕事でも、細分化していけば、いろいろな要素、あるいは作業に分けることができます。その中には、自分にとってまったく苦にならない作業もあれば、どうしてもストレスになる作業があるはずです。

「この作業は気分が乗らない」「この仕事のここは自分には向いていないかも……」という微妙な違和感をちゃんと、できるだけ正確にキャッチする。そうするとだんだん、自分が「やりたくないこと」に対するセンサーが磨かれていきます。

もちろん、仕事ですから「やりたくない」ことであっても、「やらなければいけない」ことはあります。でも、自分の中にある違和感をちゃんとキャッチできていれば、それに対して正面から乗り越えるのか、それとも、うまくダメージをコントロールしてやり過ごすのか、といった対応を工夫することができます。

自分がやりたくないこと、苦手なことでもお構いなしに漫然と仕事をしていると、必ず身体や心に、深いストレスが蓄積されていきます。きちんと「違和感」に対するセンサーを磨いて適応していくことで、仕事で疲弊して、心身をすり減らす確率を減らすことができるのです。

違和感にうまく対応することで、少しずつ個性が出てくる

「違和感を意識しながら仕事をする」ということは、ただ、ストレスを軽減するというだけの意味ではなく、実は「本当に自分がやりたい仕事」や「自分に向いた働き方」を見つけることにもつながっています。

私は大学を出てから、公立病院で精神科医をやっていました。ところが、10年目を

過ぎたあたりから、ラジオやテレビなどのメディアからたまにお声がかかるようになりました。それは別に、自分から売り込んだわけではありません。だんだんと「あそこの病院にはちょっと変わった医者がいる」ということが認知されるようになったのだと思います。

私が自分の「やりたくないこと」を自覚し、なるべくそれをやりすごしたり、対応したりしていたことが、今述べたようなメディアのお仕事につながったというのは不思議なことですが、人生には案外、不思議なことが起こります。

たとえば当時の私は、派手な赤い色のメガネをかけて診療をしていました。それは別に、反抗しようとか、目立とうとしていたわけではありませんでした。日々のハードな診療業務の中で、何か自分を際立たせるアイテムを1つは身につけておかないと、自分が自分でなくなってしまうような不安感があった。だから、「派手なメガネをかける」ということは、私にとっては、苦手な仕事への適応行動だったわけです。

でも、それは振り返ってみると、周囲の人からある種の「サイン」としてキャッチされていました。その後、独立してクリニックを開いたり、ご縁のあった方に引っ張られてメディアに出るようになったりしたのは、私が医者として働く中で感じた違和感を、そういう形で表現していたことが、少なからず影響しているように思うのです。

最初の仕事は「しっくりこない」のが当然

最初に申し上げた通り、「自分の一番やりたいことを仕事にする」ということを目指すことに対して、私はまったく異論はありません。

でも、それと同じくらい、「自分のやりたくないこと」を明確にして、目の前の仕事に適応していくということも、仕事のストレスで自分をすり減らさないように守るうえでも、自分が本当にやりたい仕事や、自分に向いた仕事に出会い、その人の仕事人生を納得いくものにしていくためにも、重要なポイントだと私は思います。

というのも、「やりたくないこと」を明確にして、日々の仕事に適応していく中で、私たちは社会や人間に対する理解を深めることができるからです。

私たちはなかなか、自分たちの生きている社会がどういう仕組みで動いているのか、その中で自分たちの仕事がどういう意味を持っているのかということを、総合的に捉えることができません。でも本当は、そういう俯瞰《ふかん》的な捉え方を抜きにして、「自分のやりたいこと」を見つけることはできないはずなんです。

よく、就職活動で「自分のやりたい仕事がわからない」と悩んでいる大学4年生から相談を受けることがあります。でも、それは当然の悩みだよね、と私は思います。社会人経験がなく、社会を俯瞰的に捉えるだけの経験がない学生が、自分の「やりたいこと」を明確にできるわけがない、と思うのです。

その一方で、学生であれ、社会人であれ、私たちは「やりたくないこと」であれば、言語化し、明確にしていくことができるはずです。そこがはっきりしていれば、どんな仕事であっても、自分にとって何となくしっくりこない違和感を捉えることができるでしょう。そして、違和感を手掛かりに、試行錯誤を重ねる経験の中で、人は社会の全体像と、その中で自分の個性を役立たせる道を、だんだんと学ぶことができるのです。

私たちは無意識のうちに、成功者というのは、最初からはっきりと「自分のやりたいこと」や「得意なこと」を選び、努力を積み重ねて夢を叶えた人々だというイメージを持っています。幼い頃から運動神経抜群だった少年がプロ野球選手になる。小学校の自由研究で大人顔向けの発表をしていた女の子が、科学者として世界を揺るがすような発見をする……というように。

でも、実は多くの成功というものは、最初から「やりたいこと」だけを追求したのではなく、「やりたくないこと」を避けたり、工夫してどうにかこうにか目の前の仕事をこなしていったりする中で形作られるのがほとんどなのです。

成功者のキャリアというのは、その試行錯誤を後から振り返ったときに見える「足跡」のようなものなのではないかと私は思います。

「やりたくないこと」が「天職」への扉を開いてくれる

「やりたいこと」よりも「やりたくないこと」を大切にする。それこそが、その人を成功へと、あるいは天職へと導いてくれる道です。ただ、このとき、気をつけてほしいことがあります。

それは、「やりたくない」という感覚を、不満や不平、怒りといった感情に結びつけたり、「仕事なんて所詮《しょせん》そんなものさ」というねじれたあきらめにしてしまわない、ということです。

「やりたくない」という感覚は、そうした否定的な感情とは別物の、もっと純粋な「違和感」として立ち現れます。その違和感を大切にして、自分の苦手なこと、やりたくないことを回避し、あるいは乗り越えていけるように、自分の仕事をカスタマイズしてみてください。

そういう工夫を数年重ねていけば、必ず、自分なりの「やりたいこと」が見えてきます。これは私自身の経験や、これまで相談を受けた人のキャリア・ストーリーを聞いていて、間違いないことだと感じています。

Step 2

好不調の波をコントロールする

かすかな「不調のサイン」に目を向ける

どれほど健康な人でもたまには風邪をこじらせることがあるように、強靭なメンタルを持っているように見える人も、少しのきっかけで調子を崩し、抑鬱状態に陥ることがあります。ただ、自分の調子の変化に敏感になることによって、好不調の波を一定の範囲内に収めておくことは可能です。

「なんだか調子が悪い」ときに身につけるべきこと

「調子の波」を捉える習慣を身につけておくことは、ストレス要因の多い現代を生き抜くビジネスマンにとって、「必修科目」というのが私の考えです。

いつもと同じようにやっているはずなのに、どういうわけか、あまり作業がはかどらない。営業先に行っても、なぜか会話が弾まない。いくら頭をひねっても、なかなかいいアイデアが降りてこない。何をやっても集中できない……。

これといってはっきりとした理由もないのに「なんだか調子が悪い」ときというのは、誰にでもあります。そういうとき、日本人の多くは仕事がはかどらない分、いつもより残業したり、少しでも調子が悪い分を帳消しにしようと踏ん張って、我慢しようとしがちです。

風邪を引いて熱があるなど、明らかに病気であるときならともかく、「なんとなく調子が悪い」というあやふやな理由で休むことはできない。むしろ、調子を落とした分を「根性」で穴埋めしたい……。生真面目な気質の日本の会社員の場合、そう考える人が圧倒的に多いと思います。

しかし、調子が悪いときにいくらがんばっても、さほど、よい結果は出ないものです。どれほど自分にムチを入れても、妙案は出ず、ミスは増え、効率は上がらない……。そして、そういう調子の悪い状態の中でがんばり続けることによって生じる最大の問題は、**「自分の調子のよし悪しを判断する」感覚そのものを、レベルダウンさせてしまうこと**にあります。

無理をして頑張りすぎると、不調のサインを察知できなくなってきます。自分が疲れていること、イライラしていること、不調に陥っていること自体が、わからなくなってきてしまう。そうやって、自分の心身の調子をモニタリングするセンサーの調子を狂わせてしまうと、知らず知らずのうちに、立ち直れないぐらい心身の調子を崩してしまうことにもつながります。

調子が悪いときには、しっかりと休む。感覚をしっかりと働かせて、自分の心身の状態を観察する……。そうすることによって、不調から立ち直るだけではなく、「不調」を、人生を変える「好機」に変えていくことにつながります。

「些細な不調のサイン」に早めに気づく

不調のときには、休んだほうがいい。このことに同意しない人はいないでしょう。ただ、ひと口に不調といっても、さまざまなレベルがあります。「今日の打ち合わせはちょっと億劫だなあ」というぐらいのときと、「目の前が真っ暗で何もする気が起きない」というのは、まったく違います。

多くの人は、大きく調子を崩したときになって初めて「なんだか調子が悪いな」と自覚します。でも実は、**重要なのは「絶不調」に至る前の、「ちょっとした不調」「些細な不調」のサインに気づく**、ということです。

「ちょっと気が重い」とか「なんだか集中力がない」という程度のちょっとした不調であれば、多くの人は気づかないか、気づいたとしても無視して、いつもどおり仕事を進めてしまいがちです。

でも、精神科医の視点から見ると、そういう些細なサインこそ、大事にしてほしいのです。

「ちょっと調子が悪いかな？」と感じたら、いつもよりも1時間早めに寝たり、喫茶店で30分ほど、頭を空っぽにしてコーヒーの香りを楽しむ時間をとってみてください。そうやって、本格的な不調に陥る前の「ちょっとした不調のサイン」を早めに察知し、対応する人は、長期的に見たときには高いパフォーマンスを発揮できるのです。

これは、コストパフォーマンスという点でみても、「お得」な戦略です。自分としては、「こんな程度で、休みすぎじゃないかな」と不安になるかもしれませんが、些細な不調を管理することによって、長期的な「絶不調」を起こさないことで、結局のところ、数年単位で見たときには、仕事のパフォーマンスも上がることになります。

これも「不調のサイン」だと知っておこう

落ち込みやすくて悩んでいる人には、一般的に考えられているよりもずっと細かく、高い解像度で「不調のサイン」に着目してください、とアドバイスすることがあります。

次に紹介するのは、どれも一般的には「不調のサイン」とは捉えられていないと思いますが、こういった「微細な不調サイン」をキャッチすることが、絶不調に陥ることを避け、また不調からの回復を早めることにつながるのです。

・なんだかイライラしている

どんな人でも、「なんだかイライラしている日」ってありますよね。実はこのイライラというのは、典型的な「不調のサイン」です。これは医学的にいうと、副交感神経（リラックスを作り出す自律神経）の力が減退し、交感神経優位になっていると考えられます。

小学生ならともかく、成人して仕事についている皆さんは、「イライラしている」からといって、誰かれ構わず怒鳴り散らすということはないはずです。ただ、たとえばエレベーターの順番待ちをしているとき、いつもなら他の人にすっと譲れるのに、横入りをしてでも先に乗りたくなってしまった（実際にはそんなことはしないにしても）。そんな経験はないでしょうか。

普段だったら何でもないような場面で感じる、ちょっとした「焦り」や「イライラ」。これは、実はあなたのメンタルに「ゆとり」がなくなってきている「不調のサイン」です。まだ直接仕事上のミスにはつながっていないかもしれません。でも、こういう状態を放置していると、遠からずミスにつながっていくことになるでしょう。

・なかなか決められない

喫茶店やランチでお店に入ったとき、席についてすぐにメニューを決められるときと「どれにしようかな」と迷って決められないときというのがあります。「決められない」というのは、結局のところ直感力が鈍ってきているということです。
些細なことのようですが、これを「少し調子が落ちているサイン」として捉えられるようになると、日々のコンディションの整え方が変わってきます。

・話を盛りたくなってしまう

会議での議論や同僚との雑談の際、そんなつもりはなかったのに、気づくと思いのほか熱弁をふるっていた、ということはないでしょうか。相手の話の腰を折ってしまったり、たいした根拠もないのに、自分の主張を大きく、声高に押しつけてしまったりしたことはないでしょうか。

こういった行動も、実は不調のサインである可能性が高いと考えられます。もちろん、仕事上の議論の中で、本当に譲れない意見があるなら、熱弁をふるい、相手を説得しようとすることもあるでしょう。それは、ここでいう不調のサインとして「話を盛る」ということではありません。

問題は、それほど強い意見があるわけでもないのに「口が勝手にしゃべっている」ような状態で話してしまっているケースです。これは不調のサインとして捉えてください。SNSをやっている人であれば、書かなくてもいい余計なことを、つい書いてしまう、というのも不調のサインの現れです。

特に事実をしっかりと検証し、証拠を確かめることなく、なんとなく自分の話を大きくしてしまう。いわゆる「話を盛る」ということをやってしまうというのは、典型的な不調のサインです。これは、いつもに比べて思考が浅く、十分に考えを巡らせていない証拠です。

調子を崩しているとき、私たちは無意識のうちに「まずいぞ、このままでは相手を説得できない！」「自分の意見がちゃんと伝わっていないかもしれない」という焦りにとらわれています。こうした無意識の焦りこそが、「話を盛る」背景にある心の動きです。自分の話を、大きく、無闇に飾り立てている自分に気づいたら、速やかにブレーキを踏むことが必要です。

・仕事を辞めたい

ここまで紹介したサインと少し性質が違いますが、実は「仕事を辞めたい」というのも、不調のサインの1つとして覚えておいてほしいものです。

もちろん、辞める理由がはっきりしているなら、辞めてもいいんです。他にやりたい仕事があるとか、今の職場にいると、どうしても自分がダメになってしまうといった理由がはっきりしているなら、それは不調とは別次元の問題です。

ただその一方で、単純に「調子が悪い」ことによって「辞めたい」という気持ちが生じている、というケースも少なくありません。これは、不調のサインの1つと言えるでしょう。

調子が悪い状態が続くと、仕事のパフォーマンスが落ちます。すると当然、同僚から好意的な視線を受けなくなる。そうやって同僚や上司との関係が悪化してしまっていることで「なんとなく辞めたい」という気持ちになってくる……。

こういうケースでは、生活のリズムを整えて、早寝早起きを取り戻すだけで、つまり身体のコンディションを上向きにしていくことで、「辞めたい」という気持ちが自然と消えていくことが少なくありません。本当に辞めたいと思っているのか、ただ「不調の結果」として「辞めたい」という気持ちが生じているのかを弁別することが、重要なのです（両者を弁別するポイントについては、また項を改めて、解説したいと思います）。

不調のサインに気づけば、それだけで問題の8割は解決する

人は常にベストパフォーマンスを出せるわけではありません。仕事をしていれば必ず、好調のときもあれば、不調のときもあります。ただ、自分の調子のよしあしをもう少し頻繁に感じ取ってチェックすることで、仕事のパフォーマンス（成果）をある程度、コントロールできるようになります。

たとえば、調子が悪いときには、ミスしやすい仕事や、ミスが大きな問題に結びつくような仕事を避けるとよいでしょう。あるいは、重要な案件は、睡眠を十分とって調子が戻ってから改めて判断する。こうやって対策を取ることができれば、常にある程度のパフォーマンスを維持することができます。

繰り返しとなりますが、大切なことは「実際に大きなミスや失敗を犯す前に、自分の不調に気づいておく」ということです。**日頃から、自分の状態を正確にモニタリングしておくこと**。一見些細なことに思えるかもしれませんが、ストレスの多い現代の社会で働いていくうえでは、文字通り生命線といっていいくらい、大切な習慣です。

身体を観察する習慣を身につければ「大崩れ」がなくなる

身体の最も重要な機能は「センサー」です。自分の調子がいいのか、悪いのか。疲れが溜まっているのか。そういったことを敏感に感じられる身体を手に入れることができれば、大崩れがなくなります。

身体を観察するだけで調子が上がる⁉

若くて体力のあるうちは、不調のサインというのはなかなか察知しにくいものです。特に、仕事の多くがデスクワーク中心となった今の社会では、調子を崩していても、目の前の仕事はそれなりにこなせてしまいます。

自分ではまったく無理をしているつもりはなかったのに疲労が溜まり、あるとき、堰《せき》を切ったように心身の調子を崩してしまう……、ということが起きやすい労働環境といえるでしょう。

私は、自分の調子をモニタリングするときには、「心」ではなく、「身体」の内側の感覚を観察することをおすすめしています。「身体の内側」といっても、ピンとこないかもしれませんが、そう難しい話ではありません。

試しに、目をつむって、自分の身体を観察してみましょう。呼吸が浅くなっていないでしょうか？　背中がいつもよりこわばっていないでしょうか？　内臓に違和感はないでしょうか？　姿勢は前後左右に崩れてしまったり、猫背になったりしてはいないでしょうか？

そうやって丁寧に身体を観察してみると、身体の中では絶えず、わずかな痛みや痺《しび》れ、あるいは気持ち悪さみたいなものが、現れたり、消えたりを繰り返している、ということに気がつきます。実は、こうした身体に現れるさまざまな違和感は、心に生じる不安や怒り、妬みや焦りといった感情と、密接に関係しています。

次に、「南国のリゾートホテルのプール横のベンチで寝そべっている自分」を想像してください。いかがでしょうか。先ほど抱いた違和感のいくつかが消えたり、軽くなったりしてはいませんか？

イメージによって身体がリラックスすると、心からもネガティブな感情が弱まるということは、さまざまな研究によって明らかになっている現象ですが、このように、自分の身体の内側の感覚に目を向けておくと、ちょっとした焦りや不安のサインに気がつきやすくなります。

そうしたサインを感じたときには、デスクの周りで手足を伸ばしたり、首や肩、足首などをゆっくり、体の内側を感じながら回すなどして、ちょっとした体操やストレッチで身体を動かしてみましょう。そうすると、ちょっとした焦りや不安であれば、消えてくれることも少なくありません。

「蹲《そん》踞《きょ》」で身体と心の状態をチェックする

身体と心とは「一体」です。そのことは、次のような簡単な方法でも確かめることができます。

蹲踞《そんきょ》という姿勢を取ってみましょう。つま先立ちでしゃがむ、お相撲さんや剣道の人が、試合の前にやっている姿勢です。そのまま、どれくらいの時間、安定して蹲踞《そんきょ》の姿勢を維持できるかを試してみましょう。

年齢によっても違いますが、心に不安や心配事があって落ち着きのないときには、5秒もしないうちにバランスを崩し、姿勢を維持することができなくなってしまいます。逆に、調子がいいときは長く、自然に姿勢をキープすることができるのです。

なぜ、そうなるのか。蹲踞《そんきょ》の姿勢を取っているとき、私たちは身体の重心を背筋に沿って真っ直ぐ降ろすことで、バランスをとっています。心が乱れていると、必ず身体の重心の位置も乱れます。そうするとすぐさま、蹲踞《そんきょ》の姿勢をキープすることができなくなるのです。

仕事で心配事があるとき、気が向けばぜひ、このエクササイズを試してみてください。自分の心の状態を簡単にチェックすることができると同時に、そのままの姿勢で深呼吸をすれば、気持ちが落ちつき、頭がすっきりするという効用も得ることができます。

「調子の波」にどうやって乗るか

仕事には必ず、好不調の波があります。いくらがんばってもうまくいかないこともあれば、特に何をしたわけでもないのに、トントン拍子で大きな契約がまとまる、ということもあります。

注意してほしいのは、こうした「好不調の波」を、「自分の実力」と勘違いしないこと。ここを勘違いしてしまうと、仕事の結果に一喜一憂し、心がグラグラと揺れ動いてしまうことになります。

言い換えれば、私たちの「不調」というのは、不調そのものというよりは、不調によって心が揺れ動き、不安に襲われてしまうことにこそ、本質があります。

好不調の波というのは、ずっと下がり続けたり、上がり続けたりするものではありません。いくら調子が悪くても、腐らずに地道にがんばっていれば、必ず調子が上向いてくる時期がやってきます。しかし、「自分は仕事ができない人間なんじゃないか……」などという不安に飲み込まれてしまうと、せっかく上向きそうだった調子の波に、ブレーキをかけてしまうことになるのです。

不調に陥ったとき、自分の心に生じた無用な不安をその都度、上手に払っていく。これができると、調子の波にうまく乗っていくことができます。そのためにも、前項でも述べてきたように、身体の内側の微細なサインをモニタリングすることが鍵となります。

心身の状態を常日頃からモニタリングしていると、自分の調子の「波」が、だんだんと把握できるようになってきます。そうすると、多少調子を落としたところで「今は調子が悪いけれど、少し時間が経てばまた、上向いていく」ということが、予測できるようになってくるのです。

こういう自分の調子の波を感覚的に捉えられるようになると、不安は減り、心が安定してきます。ただ、この感覚は、一朝一夕で身につくものではありません。

まずは自分の調子の変化を、日々の生活の中でチェックすることを習慣化してください。1日のうちで、午前中と午後の調子の違いを比べてみる。あるいは、お昼ご飯を食べたあとすぐと、数時間後の調子はどう変化しているか。さらには、ある人と会う前と、会ったあとではどう変化しているか……。1週間の中でどう変化しているか、1ヵ月周期ではどうか……。

「調子の波」をイメージしづらい人は、風邪を引いて、だんだんと回復してくるときの様子を思い出してみてください。熱が上がっていくときのだるさ、しんどさ、関節のこわばりの変化を観察してみると、そこにも波や周期があるということがわかります。その波が繰り返し、ピークを迎え、やがて引いていく。こういう調子の波を自分なりに捉えることができれば、「この苦しい状態がずっと続いたらどうしよう」という不安が、自然と消えてくるでしょう。

「これもまた過ぎ去る」

今、雨が降っているというときに、無理やり雨を止ませることはできません。でも、私たちは、雨はやがてあがり、晴れてくるということを経験的に知っています。だから、いくら雨が続いても、そう不安になることはありません。

仕事の調子の波も、これと同じです。調子がよくなったり、悪くなったりという「波」が捉えられるようになれば、自然と不安が消えていきます。

インドの宗教家である和尚《おしょう》ラジニーシの本に、こんなエピソードがあります。ある国の王子様が、上のお兄さんが失脚して、急遽、王位につくことになった。その王子様は、期せずして王位についてしまった自分へのアドバイスをもらおうと、山中の賢人に会いにいきます。するとその賢人は指輪を渡し、「お前が本当に困ったときには、この指輪を割れ」と伝えるのです。

この王子はすごく才覚のある人で、王位についた後も帝国の版図をどんどん広げていきました。でも、あるとき戦争に負けてしまう。そこから敗戦が始まり、敵の追っ手に追われ、敗走を続ける。部下は追っ手に次々にやられてしまい、王様はたった1人、荒野の草むらの中を這いつくばって逃げている。そんなとき、地面に響くのは、追っ手の馬音……。まさに、絶体絶命です。

そのとき、王様は「そうだ」と思い立ち、賢人からもらった指輪を割ってみました。すると割れた指輪の割面には小さな文字でたったひと言、こう書いてありました。

「これもまた過ぎ去る」

王様はその場で目を閉じました。王様の心拍数は次第に落ち着いてきました。追っ手は王様の気配を見失います。結果、王様はその窮地から命からがら逃げ出し、そこから帝国を立て直すことができました。

その後、凱旋してきた王様は、国民から大歓声を受けます。そうすると王様も嬉しさのあまりまた心拍数が上がって、興奮して息もできないくらいになります。王様はまた、賢人の言葉「これもまた過ぎ去る」を思い出し、落ち着きを取り戻します。結果、王様は2度にわたって、この言葉に救われた、というエピソードです。

どんな不調やしんどさ、苦しさ、（そして喜びや幸せ）もやがて過ぎ去る。それを知っている人は、不調から抜け出すことができるのです。

不調に陥ってしまったらまずは睡眠

不調のときには、無闇に仕事を続けず、休息を取り、調子の波が戻るのを待つ。これが基本です。このとき、特に気を配って欲しいのが「睡眠」です。質のよい睡眠を取ることさえできれば、たいていの不調は怖くはありません。

では、質のよい睡眠に必要なことは何か。最近の医学研究で、質のよい睡眠のために重要なポイントとして明らかとなっているのは「午前中の運動」です。

質のよい睡眠のためには、副交感神経優位の状態で睡眠に入ることが必要なのですが、副交感神経を働かせるメラトニンという脳内物質は、運動をした15時間後に分泌されることがわかっています。つまり、夜23時頃に就寝する人は、朝7～8時頃に運動しておけば、就寝しやすくなる、というわけです。

また、午前中に身体を動かしておくことは、その日1日のパフォーマンスを上げるうえでも重要です。朝起きたときに気持ちが沈んでいると、その日1日の仕事のパフォーマンスが低下します。

私自身、朝起きたときに、軽いうつ状態といっていいぐらい、気分がすっかり落ちこんでしまっていることがあります。人生に対する強い空虚感が生じて、世界が色あせて見えてしまうのです。

そういうときでも、15分ほど体操をして身体を動かしているうちに、いつのまにか何事もなかったかのように気分がよくなり、調子を取り戻すことができることを実感しています。

朝からしっかりと身体を動かし、まとまった時間、質のよい睡眠をとること。そうすれば、多少の不調に陥ったとしても、心と身体の調子は確実に上向いていくでしょう。

ストレスコーピングの達人になろう！

現代社会には、さまざまなストレスがあります。ストレスへの対処に長けている人は、現代の厳しいビジネス環境でも、しぶとく生き延びていくことができるでしょう。

「会社に行きたくない……」は「辞めどき」のサイン？

朝起きたとき、なんとなく「会社に行きたくない……」という気分になったことはありませんか？

別の項で述べたように、一時的な身体や心の不調のために「今日は行きたくないな……」と感じているだけ、というケースも少なくありませんが、「これ以上無理をすると、心も身体も、壊してしまうよ。もう辞めたほうがいいんじゃない？」ということを、身体が教えてくれている、という場合もあります。

いずれにしても、それだけの理由で簡単に会社を辞めるわけにはいきませんが、両者を弁別できるようになっておくことは、ストレス対処の重要なポイントです。両者の弁別がついていないと、辞めるべき仕事を長く続けてストレスを溜め込んでしまい、状況を悪化させてしまうことにもつながりかねません。

心の中の「湖の水位」を見る

今、自分がどの程度ストレスに追い詰められているのかを簡単に自己診断する方法として、「水辺に立つ自分をイメージする」という方法があります。自分では無意識のうちに、仕事のストレスがどれくらい溜まっているか、どの程度、仕事に煮詰まり感を覚えているかを自己診断できます。ちょっと迷信のように感じるかもしれませんが、こだわらず、遊びのつもりでやってみてください。

まず、目を閉じて、池や湖の水辺に立つ自分をイメージしてみます。

どんなイメージが出てきたでしょうか？　水は綺麗に澄んでいますか？　それとも

淀んで、底が見えないほど真っ暗でしょうか？　あなたが立っている場所の水深はどれくらいですか？　足首までですか？　膝《ひざ》まででしょうか？　それとも腰くらい？胸まで来ている？　いかがでしょうか……。

イメージの中に現れた「水位」は、あなたが抱えているストレスの量を表しています。うまくイメージの中に集中できたとしたら、目安としては、水面が膝ぐらいより下ならまだ余裕あり、腰くらいであれば「ちょっと煮詰まって来ている」状態、胸以上なら「要注意」と考えてください。

朝起きたときに「会社に行きたくない」という思いがよぎったとしても、このイメージ法によって、「どの程度のストレスがかかっているか」ということをある程度自己診断できます。もしも水位が上半身に達しているようであれば、「会社に行きたくない」という気分は、「辞めどき」のサインとして捉えられ、逆に、水位がまだ低ければ、それは一時的な不調だと考えてもよいと思います。

もちろん、これは自己診断ですので、主観的な目安に過ぎません。ただ、自分が今感じているストレスや、それに対処しようとしている自分の状態がどれほど切迫しているのかをチェックする方法としては意外に有効なので、覚えておいてください。

「その場しのぎ」のコーピングこそが大事

さて、「湖の中に立つ自分」をイメージしたとき、水位もさほどではないし、水も淀んでいない。身体にもそれほど倦怠感《けんたい》があるわけではないということであれば、あなたが「今日は会社に行きたくないな……」と感じているのは、長期的なストレスで致命的な状態に陥っているというよりは、調子の波の「振れ幅」の範囲内の不調であると、とりあえず考えておいてよいでしょう。

ここで重要なのが、ストレスに対する「コーピング」です。コーピングという言葉には深い意味・浅い意味、つまり多様な意味があるのですが、ここで私が言うコーピングはそのうちで対症療法的な部分を指しています。あえてわかりやすく言えば、問題を根本から解決するということをひとまず棚上げして、「その場しのぎの対処をする」ということです。

ミント味のガムを噛むと、口の中がスーッとします。ガムには別に、口臭の原因となる口腔内の細菌を殺す成分は入っていません。でも、口臭や、口の中の気持ち悪さは解消される。ストレスに対するコーピングとは、いわば、この「ミント味のガム」のようなものです。

「その場しのぎでは意味がない。問題は根本的に解決しないといけないんじゃないの？」と思われる方もいらっしゃるかもしれません。**しかし、日々を生き抜くビジネスマンのストレスマネジメントにおいては、その場しのぎ、すなわちコーピングを上手く使いこなすことが、実際にはかなり大きな鍵となります。**

さまざまなコーピング方法がある

コーピングには、さまざまなバリエーションがあります。たとえば、数日休みをとって温泉に行くなどして、しっかりと休まないとストレスから解放されないときもあれば、目を閉じて3回深呼吸をすれば、ある程度気分が落ち着くときもあります。

あるいは、あらゆる芸術活動というのは、コーピングとしての側面を持っています。

怒りや悲しみ、絶望や倦怠感といったマイナスの感情をアートに昇華した絵画や音楽作品は数知れずあります。カラオケボックスで熱狂的に歌って発散するのも、映画を観るのも、逃避行動としての側面を持っているでしょう。

作家の立花隆さんが以前インタビューで、「原稿が行き詰まると料理をつくる」という話をされていました。私も、原稿の最後の3行が出てこないときは、10分ほど散歩に行くことがあります。そうすると戻ってきたときに、フッといい言葉が降りてくることもある。これも原稿のプレッシャーから解放されるためのコーピングとしての側面があるといえるでしょう。

このように、コーピングの方法というのは人それぞれであり、状況によっても多種多様です。たとえば、私の提唱している**性格分類（体癖《たいへき》論）**は、人間の感受性のタイプを10種類に分類するものですが、この中の「7種体癖」というタイプは、声が太くて親分肌で、人情家のタイプです。このタイプの人は、ピンチになると、わざわざさらに自分を苦境に追い込むような問題を新たに抱えようとする行動傾向があります。

これもまたコーピングの1つと言えそうですが、もちろん万人におすすめできる方法ではありません。その人のタイプや置かれた状況、ストレスの重さ、頻度によって、コーピング方法を選ぶことが大切です。

ただ、どれほどさまざまなタイプの人がいても、コーピングには共通する基本というものがあります。それは「原因を切り分ける」ということです。

体癖論についてもっと詳しく知りたい方は、拙著『新版　自分を支える心の技法（小学館新書）』や、私が主宰するゼミ「名越式性格分類ゼミ」のウェブサイト http://nakoshisemi.yakan-hiko.com/ などを参考にしてみてください。

「原因を切り分ける」ことはコーピングの基本

ストレスコーピングの基本は、ストレスの原因を、可能な範囲で「切り分ける」ことです。横暴な取引先の担当者、話を聞かない上司、長い通勤時間……。ストレスに押しつぶされそうになっているときというのは、さまざまな要素が複雑に絡み合っていることが多いものです。それをほぐしていくだけでも、ストレスは軽減されます。

独立してクリニックを開業する前、私は公立病院で勤務医をしていました。そのときはよく、朝起きるたびに「仕事に行きたくないな」と億劫《おっくう》になったものです。でもあるとき、それがなぜかということを自分なりに分析してみたことがありました。すると、仕事の中で避けて通れないいくつかの「作業」が、私にとっては大きなストレス要因になっていたことがわかりました。

私が特に苦手だったのは外来のある、火曜日の朝でした。外来診療そのものはそれほど苦痛ではなかったのですが、診察中やその合間には、書類や、さまざまな公的書面を書かなければなりません。その書類や事務作業が、私にとっては大きなストレスでした。

そうやって、実際のところ、何が苦痛なのか、ということを具体的に切り分けてみる。毎日顔を合わせる同僚に、嫌な人がいるからなのか。苦手意識のある作業があるからなのか。ストレス全体をとらえようとするのではなくて、何がストレス源になっているかをできるだけ具体的に、焦点を絞って捉えていく。

たとえば、文書を作成したり、メールでやりとりをするといったことはほとんどストレスに感じないけれど、電話や対面でのコミュニケーションや、スケジュール調整といったことに負荷を感じているのだとすれば、苦手なところについては、たとえばなるべく打合せには同僚や上司に同席してもらうといった対策を取ることもできるでしょう。また、「苦手だ」ということをはっきりと意識化できれば「ここさえ乗り切ればあとは大丈夫」という自信を持つことにもつながってきます。

そうやって、「あなたにとってのストレス源の輪郭」が明らかになってくると、対処の仕方がだいぶやりやすくなります。その際、ストレス源が、あなたの仕事全体のうち、何割を占めているかを考えてみるということも大切です。たとえば、あなたが「嫌だな」と感じている作業というのは、実は仕事全体の1割とか、2割程度しかなかった、ということに気づくかもしれません。そうやってストレス源の実態を明確にしていくことは、それだけでも、ストレスを軽減することにつながるのです。

「嫌われても大丈夫」な自分を手に入れよう

日本人は誰からも好かれなくてはいけない、嫌われてはいけない、という思い込みにとらわれがちです。もしも「嫌われても私は大丈夫！」というタフなメンタルを手に入れることができれば、ストレスにあふれたビジネスの世界で生き抜いていく、大きな力となるはずです。

苦手な相手と付き合わなければいけない

慢性的に不調に陥っている人は、だいたい職場の人間関係に、大きなストレス源を抱えています。

やたらと自分にばかり厳しい上司。

揚げ足ばかりを取ってくる部下。

なぜか馬が合わない同僚……。

職場に苦手なタイプの人がいると、それだけで気が滅入りますよね。

「嫌な相手なら付き合わなければいい」と言いたいところですが、仕事であれば、そういうわけにもいきません。同じ部署で毎朝顔を合わせる上司や部下、得意先の担当者であれば、そうそう簡単に避けることはできません。

ここでは「苦手な相手と付き合う」ための心理学について考えてみましょう。

1：2：7の法則

さて、普段、仕事で付き合う相手が10人いるとしたら、そのうち「苦手な相手」は何人いるでしょうか？

なぜこんな質問をするかというと、「苦手な相手」との人間関係に悩んでいる人ほど、往々にして、「苦手な相手」以外の人との人間関係が、すっぽりと頭から抜け落ちていることが多いからです。

特に日本人に顕著な傾向ですが、私たちは無意識のうちに「すべての人に好かれなくてはいけない」あるいは「誰からも嫌われてはいけない」という思い込みにとらわれていることが多いものです。


かつて、私のカウンセリングの師匠が「1：2：7の法則」という話をしてくれたことがありました。自分の周囲にいる10人のうち、あなたが多少のことをしでかしたとしても、変わらずあなたのことを好きでいてくれる人が1人。あなたがどんなにいいことをしても、どうも気に入らない奴だと思っている人が2人。そして残りの7人は自分の接し方によって敵にも味方にもなりうる人たち……。

これが「1：2：7の法則」です。もちろんこの法則に科学的根拠があるわけではなく、私の師匠がその膨大な人間知から導き出した経験法則です。でも、いま振り返ってみると、改めてこれは、人間関係の核心をついた説だ、と思います。

それはつまり、対人関係は「すべての人から好かれることはできない」という現実からスタートすべきであるということです。

もちろん、むやみに人から嫌われるような振る舞いをするのは避けたほうがいいでしょう。でも、どれほど努力をしても、あなたを受け入れてくれない人が一定数いる、という現実をしっかり認識することで、対人関係のプレッシャーから解放される人は少なくありません。

「職場に苦手な人がいる」と悩んでいる人は、まず自分の中に「すべての人に好かれなくてはいけない」「誰からも嫌われてはいけない」という密かな思い込みがないか、ということをチェックしてみることをおすすめします。

会社の人間関係が「家族化」していないかチェックしよう
——過剰適応

他人から嫌われることを恐れ、とにかく好かれようとするあまりに疲弊してしまう傾向を、私は「過剰適応」と呼んでいます。一般的に、欧米人に比べて日本人は、過剰適応の傾向にある人が多いと考えられますが、特に仕事でストレスをため、精神的に追い込まれてしまう人の中には、この過剰適応の傾向を持っている人が少なくありません。
過剰適応の傾向を持つ人の中には、幼少期の環境が影響を及ぼしている場合もあります。父親がお酒に酔って暴力を振るっていたとか、感情的になりやすい母親の顔色をいつもうかがっていた……、という経験がある人は、大人になってからのビジネスのコミュニケーションにおいても「嫌われたくない」「好かれていないと不安で仕方がない」という無意識の渇望《かつぼう》が顔を出してくることがあります。

実は私自身、若いころは「嫌われること」が苦手でした。子供時代、両親がよく家の中でイライラしていたので、けっこう親の顔色をうかがっていた時期がありました。そうやって両親の顔色を見ながら育つことで、「嫌われることへの恐怖心」を自分の心に植えつけてしまっていた部分があったのだと思います。そういう幼少期の記憶は、ふとした拍子に会社の人間関係においても、顔を出してしまうことがあります。

仕事上の人間関係というのは本来であれば、利害関係がはっきりしていて、プライベートに比べればわかりやすいはずです。少なくとも、家族との人間関係よりは、仕事上の人間関係をうまくやるほうが、難易度としては低い。ところが、現実には、職場での人間関係に悩んでいる人は少なくありません。それはおそらく、**本来であれば利害関係が中心であるはずの仕事上の人間関係に、無意識のうちに「家族のような関係性」を持ち込んでしまっているからです。**

日本の会社組織はしばしば「家族」にたとえられますが、日本人は特に、無意識のうちに仕事上の人間関係に、家族との関係を投影してしまいがちです。

「上司」に対して、「親」に対するような甘えや畏怖《いふ》を覚えていないか。「同僚」に対して「きょうだい」や「家族」へのような感情や距離感を見出していないか。

職場で「あの人が苦手だ」と感じたときには、まず自分の心の中にある「人から嫌われることへの恐怖心」や「家族のような距離感の中に入りこんでいないか」を探ってみてください。それだけでも、それまでの自分の対人関係のあり方を見直し、関係性を改善するヒントが見つかることが少なくありません。

嫌われるのが嫌だから「YES」と言う——反動形成

嫌いな相手や苦手な相手を避けるのではなく、逆に自分からすり寄っていったり、やたらと相手を持ち上げたりする人もいます。これは、心理学的には「反動形成」と呼ばれるもので、自分の中にある怒りや敵愾心《てきがいしん》を隠すために、自分の思いとは裏腹な言動を取るのだと説明されます。

反動形成が起きている人の中には、「嫌っている」という気持ちを相手に気取られるのが怖くて過剰にサービスする、という人もいれば、「誰かを嫌うという気持ちを持っていること自体を否定したい」という心理の人もいます。

自分は常に「いい人」でありたい。「人を嫌う自分」を認めたくない……。反動形成の奥にはこうした心理があると考えられますが、こうした反応のほとんどは、無意識ないしは本人の自覚があまりないということが特徴です。だから、相手のことを嫌っている自分の本心にきちんと気づけないまま、相手の要求になんでも応えたり、

太鼓持ちをしてしまったりすることがあるわけです。

このように捉えると、反動形成の背景には、先に述べた過剰適応があるということがわかります。また、文化的な背景としては、「身近な人を失望させてはいけない」とか「他人の期待には応えなければいけない」という、日本人特有の倫理観のようなものが作用していることも考えられます。

いずれにしても、こうした傾向を持つ人に必要なのは、**「嫌われても大丈夫！」**という、ある種の「根拠のない安心感」だということが言えると思います。

自分で自分の承認欲求を満たすことができれば、他人に嫌われることを恐れなくて済む

仕事ができる人というのは、心のどこかで「嫌われても大丈夫！」というメンタリティを持っています。ただ、これを身につけるのは、過剰適応の傾向を持っている人にとっては簡単ではないでしょう。なかなか、無意識レベルに根を張った「嫌われることへの恐怖心」を拭うことはできないという人も、少なくないはずです。

「嫌われても大丈夫！」という打たれ強さを身につけるための近道は、「人に負けない何か」を持つことです。これは別に、仕事に直結している必要はありません。むしろ、仕事とまったく無関係な趣味や生活習慣の中で「これだけは人に負けない！」と思えるものを持っている人のほうが、むしろ、仕事の人間関係で嫌われることに対する耐性が強い傾向にあります。

絵でも音楽でもスポーツでも、あるいは料理や掃除といった日常生活にかかわる何かでもいいと思います。何か「人に負けないもの」を1つでも持っておく。そうすると、誰かから嫌われたり、いじめられたりすることがあったとしても、そうした困難を乗り越える力、1つの拠《よ》り所になることがあるでしょう。

心理学に「承認欲求」という言葉があります。一般的には、「他人から認めてもらいたい」という欲求だと言われていますが、実は、**承認欲求を本当の意味で「満たしてくれる」のは、他人ではなく自分です。**

「他人が自分のことを認めている」ということがわかると、とても嬉しいし力強く感じるでしょう。でも、それは承認欲求を満たすという意味では、一時的なものでしかありません。それはいわば、頓服《とんぷく》の「痛み止め」のようなものです。承認欲求を根底のところで満たすには、「自分で自分を認める」という経験をする必要があります。そうでなければ、承認欲求は終着点に行き着かないのです。

長期的に見れば、他人から認めてもらうだけでは、承認欲求が満たされた状態が続くことはありません。人に負けない「得意分野」を1つ作って、「嫌われても大丈夫」という安心感を育んでおくほうが、承認欲求をいわば「底上げ」することにつながります。

宴会部長になってもいいし、エクセルのデータ処理が上手で、いろんな部署からデータ整理を頼まれる、といったことでもいいでしょう。人と違う何かで他人に負けないと思える分野を、1つでも作っておく。「嫌われても大丈夫!」という安心感を心の奥底で育てておくことこそが、苦手な相手と一緒に仕事をしていくための、第一歩なのです。

「家」を居心地のいい場所にする

「好不調の波」をコントロールしていくときには、仕事をしていない「オフ」の時間も大きな課題となります。

家族の中での役割を再構築する

いくら仕事ができても、プライベートの人間関係を疎《おろそ》かにしていては、長い目で見たときには成果を残すことは難しい。そのことは、男性でも女性でも、結婚していても未婚でも、子供がいてもいなくても変わりません。

ただ、今の時代は家族や家庭に関する価値観があまりにも多様化し、どのように家庭の中で自分の役割をこなしていけばいいのかというロールモデルが見えなくなっている、という問題があります。

男は会社で仕事をし、女は家を守り、子育てをする。かつての日本社会で通用していた役割モデルは、今やほとんど崩壊しています（より正確には「壊れているが、まだそれに依存している」と言った方がよいのかもしれませんが）。いうまでもなく、こうした変化には、ポジティブな側面がたくさんあります。かつての家族には、パワハラ的な構造もありましたし、男女平等という観点から見てもたくさんの問題がありました。日本的な家族のあり方が崩壊しつつあることで、そうした問題は以前に比べれば、多少は解消されつつあるでしょう。

一方で、「かつての家族像」が崩壊してしまったことで、**多くの人が、家族内での自分の「役割」を見失いつつあります。**

英語で「人格」を表すパーソナリティという単語の語源は、仮面（ペルソナ：persona）です。私たちの人格は、内面から滲《にじ》み出るものではなく、どのような「仮面」をかぶるかで決まります。今の世の中は男性も女性も、家族の中でどのような社会的な「仮面」をかぶるかが曖昧になっています。

社会的な仮面を失った現代人は、以前に比べて不安に陥りやすく、ちょっとしたことにイライラしてしまいます。日本人の多くが、ちょうど、13～14歳ぐらいの、思春期の少年のような不安定な心境に陥っているというのが、今の社会を覆っている病理だと私は思います。

自分はこれだけがんばっているのに、家族や友人からの理解が得られない。家族から自分に投げかけられるのは、不満や命令ばかり。いつもムスッと不機嫌な顔で、家族や友人たちが心配して、「どうしたの？」と声をかけてくれるのを待っている……。

家族の中での自分の役割が見えなくなった今、多くの人が、まるで思春期の子供たちのように、家庭内での「居場所」を失っている。既婚者も、そうでない人も、男性も女性も、それぞれが試行錯誤しながら、家庭内の自分の役割や居場所を模索しなければいけない。そういう時代に私たちは生きているのです。

愛情のタスクからワークタスクに切り替える

自分で家庭を持っている人はもちろん、親元で暮らしている人や、独り暮らしの人であっても、自分の家族、あるいは自分の家庭の中に自分の役割を見出し、居場所をつくっていくのは同じです。それは言い換えれば、家庭内での自分の役割、すなわち

「仮面」を構築していく、ということです。

今や、女性が家事をやるといった決まりごとは通用しません。それぞれの家族構成や事情の中で、役割分担をしていく必要があります。そのとき、重要なポイントがあります。それは、**「愛情」という尺度を抜きにして、家族内の役割分担をする**、ということです。

「共働きなのに家のことは全部私！　夫がまったく手伝ってくれない！」という一見当然に見える怒りの陰には、もしかすると「私のことが好きなら、もっと私の気持ちを思いはかって欲しい」という、感情的な欲求が隠れている可能性があります。

「口に出さなくても、相手が自分の欲していることを察して、配慮してくれる」ということこそが「愛情」である、と勘違いしている人がいます。これは、突き詰めれば単なるコントロール欲求にすぎません。これでは、相手がこちらの思い通りに行動しない限り、怒りを増幅させるだけになってしまうでしょう。

「愛情」ではなく、できるだけ具体的な「作業」のレベルで、家庭内の役割を再構築する。これが、家族内の適切な役割分担のポイントです。アドラー心理学では「愛情のタスク（ラブタスク）」と「仕事のタスク（ワークタスク）」を明確に区別し、人間関係がこじれてしまったときの有効策の1つとして、愛情のタスクをワークタスクに置き換えてみるという心理学的方法を教えてくれています。

たとえば、「もっと私の気持ちを思いはかってほしい」という「愛情のタスク」を、「あなたには、家族の中でこの役割を担ってほしいのだけれど、どうでしょう？」というワークタスクに置き換える。「家族同士でそんな会話は水臭いのでは」と思われるかもしれませんが、この方法は、家族内の愛情関係でもつれてしまった際には、非常に有効です。

「この日1日」を機嫌よく過ごす

家族の役割分担というと、長期的な分担を考えてしまいがちです。でも、いくら長期的な役割分担を考えたところで、家族の状況は時とともに変わります。子供の成長、あるいは親の介護が始まるなど、状況の変化があれば、役割分担は変わらざるをえません。ですから、大事なのは、毎日少しずつ、手の届く範囲で、家族内の役割分担を微調整していくことです。

たとえば仕事を早めに終えられそうな日は、**帰宅してから寝るまでの数時間、自分を含めた家族の全員がどうやったら快適に、仲よく過ごすことができるか。そのために自分ができることは何か、**と考えてみる。もしも家族みんなに時間があるようなら、全員で「どうすれば明るく過ごせるか」ということについて、話し合ってみてもいいでしょう。こう言うと大げさに聞こえますが、ほんの少しのことのほうが功を奏するケースが多いようです。

あなたがちょっと洗濯物を片付けたり、お皿を洗ったりして、家事の流れをよくしていくことで、今よりも家族が明るく過ごせるようになるかもしれません。あるいは片とき、子供の話し相手になることこそが、あなたが果たすべき役割かもしれません。

そうやって、家族が明るく楽しく過ごしていくためにはどうすればいいか、そのために自分が「貢献」できることは何か……。今日、**この1日をいかに機嫌よく過ごすことができるかという問題意識を家族で共有し、**ほんの小さなことでもその瞬間に見返りを求めずに行動することができれば、それが貢献感となって自身に返ってきて、家での居心地が次第によくなっていきます。

こう考えれば、仕事であれ、家庭であれ、やるべきことは同じだ、ということがわかります。肝心なことは、**互いの欲求を「思いはかる」のではなく、言葉で表現してワークする、つまり「仕事」として位置づける**ことなのです。

「役に立つ」を入り口に

やってみるとわかりますが、家族の中での自分の役割を変えていくというのは、はじめはギクシャクするものです。

家族は「変わろうとする前のあなた」のイメージで、あなたに接してきます。それまで家庭内で十分な役割を果たしていなかった人が、ある日突然「自分も役に立ちたい」と言い出したとしても、なかなか信用してもらえないかもしれません。

でも、まったくくじける必要はありません。まずは家族に「なにか自分にできることはある?」と問いかけてみてください。その場で反応が薄くても、あとで「ああ、そういえばあれお願いできる?」と頼まれるかもしれません。

週に2～3回でいいので、そうやって家族の中で、自分が貢献できる場所をつくっていく。

そうすれば2ヵ月も経てば、家庭の雰囲気は大きく変わります（これは夫婦や子育てだけでなく、親と同居している人などでも同じです）。

ムスッと不機嫌を装ったり、「ああ、疲れた……」とため息をついて「労《ねぎら》ってほしい」とアピールをしたりしても、家庭の雰囲気は決してよくはなりません。

心理学を実践するときには「入り口」が大切です。家庭内の人間関係を改善していくためには、「愛情」ではなく、どう振る舞えば家族の役に立つか、ということを入り口にする。それは家を居心地のよい、過ごしやすい場に変えていく、現実味のある方法なのです。

Step 3

コミュニケーションに自信が持てないあなたへ

相手の自主性を引き出す「ドロンロン！」の力

ビジネスの世界の成功者が皆、心理学を学んでいるわけではありません。でも、成功者たちのやっていることを心理学的に分析すれば、非常に理にかなっていることが多いものです。相手の自主性を引き出すコミュニケーション術も、その１つです。

宝くじで10万円が当たったら

「宝くじで10万円が当たったら、あなたは何に使いますか？」

ビジネスセミナーとか、採用面接などで、こういう問いかけを耳にすることがあります。私自身はこういう問いかけはあまり使わないのですが、**時にはこういう問いか**

けから、自分の適性や、仕事をよりクリエイティブにしていくヒントが得られることがあります。

普段の収入や生活費とはまったく別に、降って湧いたように手元に入った10万円。とりあえず、食べ物や電気代といった、生活に絶対必要なものは足りているとすれば、この10万円はいわゆる「あぶく銭」です。自分の好きに使っても構わないし、浪費しても大きな問題はない。ではあなたは、この10万円を、どう使うのか？　ちょっと本を伏せて、自分に問いかけてみてください。

いかがでしょうか？　自分の答えは出ましたか？　別にこの質問に、1つの「正解」があるわけではありません。でも、もし、あなたが「自分のため」だけではなく、「他人のため」にこの10万円を使おうということを考えていたとしたら、それは非常に「筋がいい」と思っていただいていいと思います。そういう人が手がけた仕事はきっと成功の軌道に乗っていくことでしょう。

「他人のためにお金を使う」という問いかけは、実は一筋縄ではいかない深い意味を持っています。これを真剣に実践しようと思えば自然と、非常にクリエイティブな、他者とのコミュニケーションの根源にかかわるような問いに向き合うことになるのです。

優秀なビジネスマンは「喜びの輪」を広げようと工夫する

なぜ「他人のためにお金を使う」ということがそれほど奥深いテーマなのか。そのことは、実際にやってみるとよくわかります。

たとえば目の前の人に「この10万円をあげます」と渡しても、素直に喜んで受け取ってくれる人はまずいません（気味悪がられるのがオチでしょう）。

では、たとえば行きつけのレストランで10万円分、食事をしたらどうでしょうか。あなたは美味しい食事を楽しめるし、お店は売上が上がります。

ただ空腹を満たすというだけなら、自炊やファストフードを利用するほうが合理的かもしれませんが、レストランで食事をすれば、あなたの空腹が満たされるだけではなく、お店のオーナーや従業員も喜んでくれそうですね。

つまり、同じ10万円を使うにしても、工夫次第で、幸せを感じる人の数は増え、喜びの輪は無限に広がっていく、ということです。

では、どのように工夫するといいのか。その鍵となるのが「自発性」です。私たちはどれほどメリットや利益があったとしても、他人から押しつけられたり、強制されたりすると、幸せになることはできません。それは人間心理の根本にある「自発性」が妨げられてしまうからです。あからさまに「あなたのために」という姿勢が見えると相手のことを恩着せがましく感じたり、興ざめしてしまうのもまた、相手の自発性を傷つけてしまうからです。

1970年代に、西田敏行さんが演じたCMに「今やろうと思ったのに、言うんだもんな～」という名セリフがありました。人は自発的に選んだものでなければ、決して本気でやろうとはしないし、そこに喜びを覚えることもありません。その意味で、西田さんのこのセリフは、人間心理の本質を射貫いた名言だと私は思います。今も昔も、親から「宿題をやりなさい！」と言われた子供は心の中でこのセリフをつぶやいていることでしょう。

人は自発性を妨げられることを嫌います。洋服屋さんでも「これがお似合いですよ」と押しつけがましくすすめられると購買意欲が削《そ》がれてしまうということがありますよね。

一見何でもないような「他人のためにお金を使う」というミッションは、「他人の自発性を妨げずにコミュニケーションする」という、非常に重要な心理学的なトレーニングとなるのです。

笑顔の根本にあるのは承認欲求

どうすれば相手の自発性を傷つけずに、相手に笑顔になってもらうことができるのか？　ここで少し、ベタな心理学のお話をしておきましょう。人が笑顔になるためには、何よりも「安心」が必要です。強い警戒心や不安を抱いているとき、人は笑顔になることはできません。「安心」があって、初めて人は笑うことができる。

では「安心」ということをさらに噛み砕くとどうなるか。それは「この場に自分がいてもいい」という心持ちです。これは、心理学的な言葉を使うなら「**自己承認欲求が満たされた状態**」ということができるでしょう。

相手を笑顔にするためには、相手の自己承認欲求を満たし「自分はここにいていいんだ」という安心感を持ってもらう必要がある。

実は日本には、この自己承認欲求を満たし、相手に安心してサービスを利用してもらうことを主眼においたビジネス習慣があります。それは、東京オリンピックの招致の際にも話題となった「おもてなし」です。

日本旅館では、玄関を開けると和服を着た女将《おかみ》さんが「いらっしゃいまし」「ようこそおいでやす」と丁寧に頭を下げてくれる。その瞬間から、お客さんは「自分はここにいていいんだ」という安心感を得ることができます。

注意してほしいのは、別に日本の「おもてなし」というのは、手取り足取り、懇切丁寧にサービスを提供することによってお客さんに安心してもらうのではない、ということです。「いらっしゃいまし」と言うときの女将さんの所作《しょさ》や態度。たったそれだけで、自然とお客さんとの間に身体レベルの同調性が起きる。「おもてなし」によってもたらされる安心感というのは、そうした身体レベルの同調性によって生じるものなのです。

「おもてなし」の特徴は、サービスの受け手であるお客さんの側に主体性がある、ということです。決してお客さんの要求を先回りしてお節介を焼くようなことはしない。だから、お客さん側に、自分に主導権があるんだ、という安心感が生まれる。

たとえば、デビューしたてのお笑い芸人が、なかなかお客さんを笑わせることができないのは「笑わせたい」という思いが強すぎて、お客さんが安心できないからだと考えられます。歌や演劇でも同じですね。お客さんを感動させたい、泣かせたいという気負いが強すぎると、まず、お客さんが安心して、席に座っていられない。それでは相手の心を動かすことはできません。

これに対して「おもてなし」は、ただ相手と身体的に同調し、安心感を与えるだけです。これは相手の自発性を妨げずにサービスを提供する、日本独特の、非常に優れたビジネス習慣だということができるでしょう。

潜在意識に働きかけることができれば相手の自発性を妨げないかかわり方ができる

「おもてなし」が相手の自発性を妨げないのは、おそらく、相手と身体的に同調することによって、ある程度、相手の潜在意識に働きかけることに成功しているからです。

催眠療法の専門家として数々の伝説を残している精神科医、ミルトン・エリクソンのエピソードに、こんなものがあります。

5年ほど前にエリクソンの催眠療法を受けた人が、旅先で海岸を歩いていた。何の気なしに前をみると、なんと砂浜にエリクソンが立っている。その人は驚いて駆け寄り、「先生、私は5年前に先生の催眠療法を受けた○○です。どうしてここに？」と聞いた。するとエリクソンは、当然のようにこう答えたと言います。

「お待ちしていました。今日ここに来ていただくように、5年前に暗示をかけていました」

これは、普通に考えるとあまりにもできすぎで、神話化されたエピソードです。ただ、私は本当の話なんじゃないか、と思っています。というのも、当人はまったく認識することができない潜在的な意識がその人の行動を全面的に支配してしまうという例を、私自身もカウンセリングの現場でこれまでたくさん目にしてきたからです。

もちろん、エリクソンのように潜在意識を数年にもわたって長期間コントロールするというのは、ちょっと考えられないくらいの名人芸と言えます。でも、相手の自発性を損なわず、潜在意識レベルで働きかけるようなコミュニケーションは、ハイレベルなビジネスマンたちは、それこそ無意識レベルで行なっていることも少なくないと思います。旅館の女将さんが「いらっしゃいまし」のひと言で、お客さんに安心感を与えるというのは、その1つの例であると言えるでしょう。

自然と自発性を引き出す「ドロロンロン！」の力

相手の自発性を妨げずに、その人が自分の力を出せるように導いていくこと。それができれば、子育てや教育、そしてビジネスのパフォーマンスは飛躍的に上がります。しかしながら、「相手の自発性を引き出す」というのは、一生かかっても追求しきれないような非常に奥の深いテーマです。

このテーマについて私がいつも思い起こすのは、野口整体創始者の野口晴哉先生のエピソードです。失敗を怖がってなかなか新しい遊びに取り組もうとしない子供たちに、野口先生は、こう声かけをされていたそうです。

「できてもいいんだよ、できなくてもいいんだよ、ドロロンロン！」

こう声をかけると、子供たちはそれまでの遠慮がちな態度が嘘のように、次々に新しい遊びにチャレンジするようになったと言います。私はこのエピソードを、野口晴哉先生の息子さんである野口裕之先生から伺ったのですが、すごく感銘を受けました。人の自発性を大切にしたかかわりのヒントが、ここには非常に豊かに含まれているように思うのです。

チャレンジしなければ、人は成長しません。しかし、チャレンジには必ず、失敗への不安が伴います。そこで勇気をもって一歩を踏み出すときに必要なのは、大きな包容力を持った、いわば「幼稚園の園長先生」のような安心感を与えてくれる存在です。野口先生の「できてもいいんだよ、できなくてもいいんだよ、ドロロンロン！」という言葉は、まさにそういう不思議な安心感を生んでくれるように思うのです。

そういう大きく、包容力を持った上司が1人いると、その職場で働く人の潜在能力や個性は、極限まで伸びていくように思います。

この「自発性」というテーマは、ビジネスにおいては人材育成はもちろん、マーケティングでも重要だと思います。いくら機能やコストパフォーマンスをアピールしても、その商品を買ってくれないことにはどうにもなりません。ある商品が売れるかどうかは、8割までは商品の実力かもしれないけれど、最後の一歩は、いわば「ドロロンロン！」という野口先生の言葉によってもたらされるような、なんとも言えない「安心感」であり、お客さんが自ら財布の紐をゆるめて、自発的に「買おう」と思えるような「空気」だと思うのです。

スタートラインは「笑顔にしたい」でいい

エリクソンの催眠や、野口先生の「ドロロンロン！」は、いわば「名人芸」の世界です。皆さんは、そんな領域を目指す必要はありません。「相手を笑顔にしたい」という素直な気持ちを持って仕事ができていれば、それで十分なのだと思います。

日本の茶道や芸道の世界には「守破離《しゅはり》」という言葉があります。最初は師から教わった型を守って訓練し、次にその型を破り、最後にはその型から離れることで、さらなる高みに達する、ということをたとえた言葉ですが、他人と何かを共有したいという思いこそが、コミュニケーションにおける「守」なのだと私は思います。

相手を自分の思い通りにコントロールしようとするのではなく、自分自身の中にある喜びや感動、楽しさを相手（お客さん）と共有したい！　という率直な思いこそが、仕事のスタートラインです。

ただ、そうした思いを単に相手に押しつけてしまったのでは、うまくいきません。それでは相手の自発性を損なってしまいます。

「10万円を他人の笑顔のために使う」というトレーニングは、他人の自発性を損なわずに、他人を笑顔にし、喜びの輪を広げていくにはどうしたらいいかという、試行錯誤のトレーニングになるでしょう。

誰かを笑顔にしようとするということは、「相手を自分のように思う」ということです。自分と他人が同時に笑顔になる。そういう体験を繰り返していると、だんだんと、そうした「喜びの輪」が広がっていくにはどうしたらいいかということが、皮膚感覚レベルで身についていくのではないかと思います。

構えない、準備をしない、自然体でいる

人が一番嫌うのは、相手からコントロールされることです。そのことを心の底から理解できれば、ビジネスのコミュニケーションの基本は大きく変わります。

ビジネスの関係性は継続が命

ビジネスの人間関係は、長期戦です。もっと上司の気持ちを知りたい、取引先の担当者ともう少し仲よくなりたい。そう思ったとしても、一朝一夕で関係性を変えていくことはできない。人間関係を変えていくには、時間の積み重ねが必要です。

人は、多かれ少なかれ、「この人は自分のことを傷つけるのではないか」という無意識レベルの恐怖心を持っています。この心理的な防衛反応は、継続的に顔を合わせ

て、少しずつ「この人は自分を傷つけない」という安心感を積み重ねていくことでしか、ほぐすことはできません。

私は元々、思春期の子供たちを専門としていたので、病院の外来や診療所でも、10代の患者さんを継続的に診ていました。当然のことですが、1～2回、外来でお話しするぐらいでは、彼らは医者に心を開いてはくれません。

2週間に1回など、定期的に顔を合わせて数ヵ月、場合によっては1年ぐらいの時間をかけてようやく、「私は実は、こんなことで困っているんだ」という、悩みの本丸を少しずつ話してくれるようになるのです。

営業先や取引先、あるいは上司との人間関係も同じです。毎日のように顔を合わせる中で、少しずつ相手の防衛反応を解いていくことから始めるしかないのです。

「すべての人と打ち解けなければいけない」という強迫観念

仕事相手とうまく関係性を築けないとき、私たちは焦ります。ただ、よく考えてみれば、どんな相手とも同じようによい関係性を築けるわけがありません。すぐに打ち解けられる相手もいれば、どこまでいってもすれ違ってしまう、相性の悪い相手もいます。そして、相性の悪い相手に心を開いてもらうには、普通よりもずっと、長い時間がかかります。

そんなことは、多くの人はなんとなくわかっています。にもかかわらず、距離を縮められないときに焦ってしまうのは、無意識のうちに、「**一人前のビジネスマンであれば、どんな相手であってもちゃんと信頼関係をつくらなければいけない**」という強迫観念があるからでしょう。

また、日本には「嫌われてはいけない」「どんな人とも仲よくしなければいけない」という島国独特の空気があります。それゆえに、目の前の人と打ち解けられないときに、それを「相性」のせいではなく、自分のコミュニケーション能力が不足しているせいではないか、という不安が生じやすい傾向があります。

しかし、どれほどコミュニケーション能力を磨いたとしても、苦手な相手を思い通りにコントロールできるわけではありません。

まずは「相性の悪い人とはうまくいかなくて当然」と割り切っておいたほうがよいと思います。ビジネスの人間関係は、「どんな人とも仲よくしなければいけない」という強迫性から自由になっておくことがスタートラインなのです。

「相性の悪い人とはうまくいかなくて当然」という身も蓋もない極論では、なんの解決にもなっていない、と感じるかもしれません。ところが、そうやって割り切ることができて初めて、仕事上の人間関係は、改善に向かっていきます。

下手な小手先のテクニックで相手の心を開かせようと試みるよりも、このある種の「開き直り」が道を開いてくれることは少なくないのです。これは、心理学的には「反動形成」「過剰適応」といったものが関係しています。

反動形成と不自然な笑顔

「相性の悪い人とはうまくいかなくて当然」と割り切ったところで、仕事ではそうした相手とも付き合っていかなければいけません。そこで重要なことは、自分が相手に対して苦手意識を持っていること、相手との相性がいま1つよくない、ということを認めてしまうことです。

相手に対する嫌悪感を否定し、抑圧してしまうと、心理学的には、**反動形成**と呼ばれる状態に陥ってしまうことがあります。

先にも述べたとおり、反動形成とは、自分の本心（抑圧されて、普段は意識できない自分の本当の気持ち）とは裏腹の行動を強迫的にとってしまうことを言います。自分の苦手な相手や、相手の機嫌が悪いときに、相手を避けるのではなく逆に自分から近づいていき、相手のご機嫌を取ろうとする。そのように、自分の本心に反する行動を選んでしまうことを言います。

いつも笑顔で社交的で、同僚や上司、取引先といい人間関係を築いてきた人が、ちょっとしたきっかけで心身のバランスを崩してしまうということがあります。笑顔の裏側で途方もないストレスを溜め込んでいる。

反動形成という現象は、理論的には「自分の中にある相手に対する嫌悪感や苦手意識を、そうした感情とは真逆の行動をすることによって、（相手から、また、自分から）覆い隠そうとする」と説明されます。

実際の感情とは裏腹の行動を取るわけですから、当然、そういう人は一見フレンドリーで社交的に思えても、その笑顔や言動にはどこか無理がかかり、取ってつけた不自然なものになってしまいがちです。

反動形成は、一般的には幼少期の親からの虐待などのトラウマによって生じるものと言われます。しかし、日本社会の「どんな人とも仲よくしなければいけない」という空気は、多くの人にとって、反動形成と同じような状態をもたらします。これが、日本のビジネスマンの多くにストレスをもたらしていると考えられます。

相性の悪い相手には「構えない、準備をしない、自然体でいる」

私はある時期から、病院の外来でも、プライベートで人に会うときでも、苦手な相手に対するときには「準備をしない」ということを心がけるようになりました。

苦手な相手に対するとき、私たちは得てして「こう言われたら、こう言い返そう」という想像ばかりを巡らして、空回りをしてしまいがちです。私も外来で苦手なクライアント（来談者）を相手にするときには、よく「前回の外来ではあの人はこんなことを言っていた。だから今日外来にきたときは、こんな話をしよう……」と、さまざまな予測や準備をしていたものです。

ところが、こうした予測や準備は、ほとんどの場合、裏目に出ます。考えてみるとそれは当然のことです。相手（クライアント）の人生には、前回にお会いしてから1～2週間の間に、さまざまなことが起きます。相手は常に、こちらが想像する範囲を超えた経験をして、想像を超えた反応をしてくるのです。

ましてや、自分の中に「相手にこういう反応をしてほしい」という欲求があれば、それは必ず相手に伝わり、**無意識的な**反発を招いてしまいます。

私が「準備をしない」ことを心がけるようになったのは、それに気づいたからです。苦手な相手であればあるほど、先回りして相手のことを慮《おもんぱか》ったりはしない。

「こんなことを言ってくるんじゃないか」「この間、こう答えたらこう切り返されたから、次回は違う戦略で……」といった作為を捨てて、できるだけ「出たとこ勝負」で、できるだけ新鮮な気持ちで相手に向き合う。

これは、簡潔に言えば、「自然体で相手と接する」ということです。もちろん、本当の意味で「自然体」でいることはとても難しく大変なことですが、「下手な準備や予測をするのをやめる」というだけでも、十分に効果的だと思います。

苦手な相手と接するときには、相手の出方をあれこれ想像するのではなく、まずは深呼吸をして、背筋を伸ばして、自分の心を明るくする。そうすることで、私たちは少しだけ、苦手な相手に対する先入観から解放されるようになります。

「準備をしない」ということは、「相手をコントロールしようとするのをやめる」ことです。相手をコントロールすることをやめ、自分自身が「明るい自分」「リラックスした自分」でいることは、ビジネスの対人関係を改善していくための第一歩です。

あくまでも感覚的な目安ですが、**いつもよりも5%、自分の気持ちを明るくしておく**だけで、相手との人間関係はかなり変わります。

ただ、そのときに重要なのは、「苦手な相手との心の距離を縮めたい」「相手の心を開きたい」といった欲を捨てること。相手をコントロールしようという目的意識にとらわれてしまうと、素直に明るい気持ちになることができなくなってしまうからです。

相手の心を開かせる「雑談」の極意

なぜ、できるビジネスマンは雑談力が高いのか。相手に警戒心を抱かせずに、相手との距離を縮めていく雑談力の秘密について考えてみましょう。

「距離を縮めたい」という欲求が、かえって相手の心の扉を閉ざす

前の項でも述べましたが、日本のビジネスマンは、**「一人前のビジネスマンであれば、どんな相手であってもちゃんと信頼関係をつくらなければいけない」**という強迫観念にとらわれています。しかし、「この人とお近づきになりたい！」という思いが強すぎると、かえって相手の心の扉は閉ざされてしまいます。

なぜなら、「お近づきになりたい」という思いの奥には、相手の関心をこちらに向けさせようという欲求があり、それは突き詰めれば、**相手を自分のコントロール下に**

置こうとする欲求だからです。

こうした無意識レベルのコントロール欲求が相手に伝わってしまうと、相手のほうに警戒心が生じてしまい、うまくいく商談も、うまくいかなくなってしまうでしょう。

取引先や上司など、仕事をしていると「この人とお近づきになりたい！」という思いが出てくるのは当然です。しかし、そうした「お近づきになりたい」「仲よくなりたい」という欲こそが、相手の警戒心を高めてしまう。ビジネスの人間関係を洗練させていきたければ、こうした心のダイナミズムを理解しておく必要があります。

よしんば、それなりの関係性を築くことができたとしても、損得勘定を入り口にして取り結んだ友情というのは一般的に脆《もろ》いものです。むしろ、長期的に見てあなたを救ってくれるのは、損得勘定で言えばまったくメリットがなさそうな関係であることが少なくないのです。

「打算に基づかない友情」がいかに力を持つかということをよく描いている例として、『釣りバカ日誌』シリーズの主人公、ハマちゃんとスーさんの関係があります。万年ヒラ社員の「ハマちゃん」は、釣りという趣味を通して、自分の勤める会社の社長である「スーさん」と深い友情で結ばれています。

この作品で興味深いのは、この2人ともが、一貫して、自分たちの友人関係をビジネスに結びつけることを嫌う、ということです。

社長であるスーさんは立場があるから当然として、下の立場である「ハマちゃん」も、できる限り、「スーさん」との関係性を仕事に利用しようとはしない。むしろ切り離そうとする。

「仕事」に結びつけることで、2人の友情に傷が入るということを、2人はよくわかっているのです。

「釣り」という1点でつながることによって、100%対等な友人でいようと2人はいつも心がけている。だからこそ、2人の関係性は強固で、いざというときに、互いを助け合うことにつながるのです。

打算抜きの関係性をつくるための雑談力

実際のビジネスの場面では、「打算」をゼロにすることは不可能です。相手が取引先であれ、上司であれ、同僚であれ、自分の中に無意識のレベルの打算があります。でも、その一方で私たちはビジネスの場面にこそ、打算抜きのコミュニケーションを求めている、という側面もあります。

これは一見矛盾しているように聞こえるかもしれませんが、ビジネスマンの本音ではないでしょうか。特に普段、どっぷりと生き馬の目を抜くようなビジネスの世界を生き抜いている人ほど、『釣りバカ日誌』の2人のような、打算抜きの率直なコミュニケーションを渇望しているように私には見えます。

もちろん、お互いの腹づもりや距離感がつかめていないうちに、最初から「打算抜きのコミュニケーション」を求めても難しいでしょう。まずは日常の仕事を共有する中で互いの距離感を測り、相手との呼吸を合わせることで、距離を少しずつ詰めていく必要があります。

ここで鍵になるのが「雑談」です。ビジネスの内容と直接かかわる、具体的で論理的な話だけをしていては、いつまで経っても相手との距離は縮まりません。「雑談」によって初めて、相手と会話の「呼吸」を合わせることができるのです。

私は、仕事の打ち合わせが1時間あるとすれば、だいたい15分、多いときには30分くらいは本題に入らず、雑談をするようにしています。非生産的に思えるかもしれませんが、経験上、それくらい楽な気持ちで関係のない雑談をしておいたほうが会話は弾み、結果的に仕事の成果も上がることが多いのです。

話にオチをつけない

雑談というのは、話の内容よりもまず、相手と会話のリズムを合わせることが肝要です。

よく誤解されることですが、「雑談がうまい」というのは「話がうまい」ということとイコールではありません。雑談で重要なのは、話の内容よりも、相手との心理的距離感を測ることです。

テレビのバラエティやユーチューブなどでは、話にうまく「オチ」をつけて、笑いを取れる話術を持つ人が人気者です。でも、ビジネスの雑談には「オチ」は必要ありません。むしろ、自分で「オチ」をつけずに、相手との会話をリズムよく広げていく力のほうが、ビジネスの会話ではずっと有用です。

会話のリズムが合ってくると、相手との距離も近づいてきます。最初は互いに背もたれにもたれるように距離をとって話していた2人が、雑談をしているうちにだんだんと前のめりになり、手や頭がテーブルの上に覆いかぶさるぐらいに互いの（物理的）距離が近づいてくる。

相手と呼吸を合わせるためにも、まずは、自分ができるだけ落ち着いて、呼吸を整えておくことが必要です。

なぜなら、仕事の会話というのは、みんな多かれ少なかれ、緊張しているものだからです。まずは自分の呼吸を落ち着かせて、10分ぐらいは、相手と自分の会話のタイミングを合わせるように気を配りましょう。そうするとだんだんと、会話にリズムが出てくるはずです。

また、雑談の中で、うまく自分の失敗談を語る、というのも有用です。なぜなら、失敗談というのは、相手からのリアクションを誘いやすいという特徴があるからです。ちょっと恥ずかしくても我慢して失敗談を話すと、相手は必ず「え？　それは大変でしたね」と反応してくれるはずです。

欲を捨てて、笑顔で接する

長年テレビのお笑い界のトップに君臨し続ける明石家さんまさんのトークの大きな特徴は、「自分の話に、自分で大笑いする」ことだと思います。これは実は、それまでの芸人であれば絶対にやらなかった禁忌《きんき》ともいえる「芸」です。この「芸」は、もちろん、さんまさんという大天才だからこそ通用したわけですが、一般人にとってはむしろ、素直に取り入れたとしても、損をしないコミュニケーションテクニックではないかと私は思います。

というのも、**笑顔（形式的な笑顔というよりは、動きのある笑顔、つまりは「笑い」と考えてください）**というのは、相手に安心感を与えるからです。少なくとも、攻撃する意思、あるいは否定する意思はありませんよ、というメッセージを、簡潔に相手に伝えることができます。

繰り返し述べてきたように、私たちは誰もが多かれ少なかれ、他人に対する恐怖心を抱いています。笑顔で、自分から心を開いていくことができれば、相手もまた、心を開いてくれる可能性は十分にあります。そこで必要なのは、「相手の心を開かせよう」という作為を捨て、素直に、**自分から心を開く勇気**なのだと私は思います。

私自身、40代の前半までは、仕事で人と話すときには、自分をアピールしようとする「欲」や、相手とお近づきになりたいという「目的意識」が前に出てしまっていることが多かったと思います。大阪から東京に出てきて、まだ仕事もそう多くはなかった時期ですから、「このまま東京でやっていけるんだろうか」という不安や焦りもあったのだと思います。そうした不安や焦りを減らすことなしには、自分から心を開く、ということはできなかった。

そういう意味では、まずは自分の中にある欲や焦り、不安を払っていくことが、相手との距離を縮める、第一歩となるのだと思います。

「あがり症」は克服しなくていい

「失敗したらどうしよう」という不安から緊張し、緊張することによってさらに失敗を重ねてしまう「あがり症」の人は、自分のコミュニケーション能力に自信を持てずにいることが多いでしょう。しかし、「あがり症」というのは、大きな可能性の証でもあるのです。

私たちはなぜ「人前であがる」のか

人前に出ると、どうしても緊張してしまう。声がうわずり、早口になり、顔が赤くなり、要領を得なくなってしまう……。

ビジネスでも、他社相手のプレゼンや、初対面の人と会うとき、あるいは歓送迎会の幹事といった場面でも、いわゆる「あがり症」で悩んでいる人は少なくないようです。

人前に出ると必ずあがってしまい、失敗する。そうした「あがり症」を克服するにはどうすればいいか。相手が思春期までのお子さんの場合、私はよく「人前であがっちゃうのって、別に悪いことじゃないんだよ」とお伝えしてきました。実は、こう説明するだけで、ずいぶんと安心されて気持ちが楽になられるお子さんが多くおられるのです。

どうしてかといえば、あがり症で困っているお子さんというのは、実は「人前で緊張すること」そのものよりも、「緊張してあがってしまう自分は〈駄目なやつ〉なんだ」という、ネガティブな自己評価や不安にとらわれてしまっている場合が多いからです。

「誰だって緊張するんだよ」
「緊張するのは悪いことじゃないよ」
「もし緊張してしまっても、大丈夫だよ」

人前であがりやすい傾向を持つお子さんには、こういう声かけが功を奏することはよくあります。大人でも、これは基本的に、同じだと考えていただいていいと思います。

自分に対するネガティブなイメージや、「自分は肝心なところで必ず失敗してしまう」という暗い固定観念を取り払うと、結果的に、人前に出てもあがらなくなってくるのです。

自分の価値を低く見積もりすぎない

大人の場合も、「いつも緊張している自分はだめなやつだ」という悪いイメージや、「緊張して、失敗してしまうかもしれない」といった不安を払うことが、あがり症克服の第一歩であることは同じです。

ただ、子供とは違うのは、実際の仕事の結果が問われる、ということでしょう。いくら「緊張しても大丈夫だよ」と言われても、実際に仕事で失敗するわけにはいかない、と感じるのは当然です。

また、日頃から仕事の中で「失敗できない」というプレッシャーを感じ続けていると、無意識のレベルで自分に対する否定的なイメージが刷り込まれてしまうということもあるでしょう。

客観的に見ればしっかりと成果をあげているのに、自分の価値をかなり低く見積もっている人というのはいます。同僚や上司からも、それなりに評価を受けている。ただ「自分は人前に出ると緊張してしまうダメなやつだ」という自分への否定的なイメージが、無意識のレベルで定着しているのです。


人前に立ったときに緊張するのは、程度の差はあれ、誰だって同じです。ただ、あがり症の人は、その緊張を「なんとかしなきゃ」と焦ってしまう。「肝心な場面で緊張してしまう自分はダメなやつだ」「次、緊張して失敗したら自分はもう終わりだ……」などの、無意識のレベルでの神経症的な思い込みによって、傷口を大きく広げてしまい、失敗を長く引きずってしまうということが起きがちです。

最高のパフォーマンスは、緊張する人だけが発揮できる

ビジネスの現場で、「あがり症」で困っている人にまず知っておいて欲しいことは、「緊張する」のは決して悪いことではない、ということです。本気で「どうでもいいや」と思っていたら、緊張することはありません。

「緊張する」ということは、それだけ自分に対して、ハイレベルのパフォーマンスを要求していること、**あなたが高い志をもって仕事に臨んでいる証明**です。

どんな分野であっても、一流の人は、高い緊張感を持ったうえで、それを乗り越えてパフォーマンスしています。

確かに、緊張しやすい人は、自分の力以上に、自分を大きく見せようと思っている側面はあるでしょう。今の自分の力が100だとすれば、120や150を出そうとして気負ってしまい、失敗してしまう。でも、そうやって、**自分の実力以上のものを求める心がなければ、人は決して成長しません**よね。

仕事というのは、ある程度長い時間軸で見なければ、正しく評価することはできないものです。いま、華々しい活躍を見せている人にも、必ず不遇の時代があります。大きな成功を収めている人は必ず、同じぐらいかそれ以上に、失敗を経験しているものです。

私は仕事で、いろんな人にお会いします。少なくとも私は、ただ冷静に淡々と、淀みなくプレゼンする人よりも、緊張して言葉に詰まったり、しどろもどろになりながらも一生懸命伝えようとしてくれる人の話に、魅力を感じます。「ああ、この人は、今の自分の力量を超えるくらいの熱意で、私に何かを伝えようとしてくれているんだな」と感じるからです。

「過剰な思い入れ」や、「背伸び感」というのは、しばしば、実際の仕事の成果につながります。それはきっと、自分の限界やキャパシティを超えた力を出そうとすることで本人が成長することに加えて、その「熱」が、周囲の人を動かすエネルギーにつながるからかもしれません。

準備は万全にしたうえで、本番前にすべてを捨てる

そうは言っても、緊張して失敗することは避けたい。そう考える気持ちはよくわかります。でも、いくら準備や対策をしたところで、緊張するときはするし、失敗するときは失敗します。

こう言うと、元も子もないと思われるかもしれませんが、**仕事というのは、常に「イレギュラーの連続」**です。どれだけ準備をしたからといって、すべてのイレギュラーな出来事に対応することはできない。どうしたって「想定外」のことは起こるし、そこで臨機応変に対応することが求められます。

もちろん、だからといって、何の準備もせず本番に臨むというのは、相当強い心臓を持っていないと難しいでしょう。そういう意味では、準備やアクシデントを想定した対策というのは、自分が安心できるまで、丁寧にやっておくのは悪いことではあり

ません。

ただ、**どれだけ準備をしたとしても「準備に依存しない」**ということは、心に留めておきましょう。どれだけ調べても、起こりうることすべてに備えることはできない。あらゆるトラブルに備えたとしても、想定外のことは必ず起きるからです。

ですから私は、「納得いくまで準備をしたら、本番前にはそれをすべて捨てて舞台に立てばいいですよ」とお伝えします。

「十分に準備をした」ということが心のどこかに残っていれば、それは自信になります。本番に臨むときに必要なのは、マニュアル化された対策などではなく、「準備をした」ということによって生まれた、自分の中の「自信」なのです。

仕事に「失敗」はない

たくさんの準備をして、本番に臨んだのに、結局肝心な場面で緊張して、思ったように相手に用件を伝えることができなかった。そういうことがあれば、誰だって落ち込みます。自分が「あがり症」だと自覚している人ほど、「やっぱりダメだった」と落ち込んでしまう気持ちも十分理解できます。

ただ、どれだけ実力がある人でも、どれほど準備をしても、仕事をしていれば、必ず失敗はあります。そして、どんな失敗をしたとしても、仕事は明日も、その次の日も、ずっと続いていきます。

「今日は大事なプレゼンだ」
「得意先の企業との会食だ」
「責任重大なプロジェクトを任された」

あがり症の人は往々にして、1つひとつの仕事に対して「今回は失敗できない」という大きなプレッシャーを感じて、押しつぶされそうになります。でも、どれほど大事な仕事であっても、それは長い仕事人生の中では、ほんの一部でしかありません。
自分があがり症だという自覚のある人は、常にこのことを、頭の片隅に置いておきましょう。

どんなよい結果も、どれほどひどい失敗も、あなたの仕事人生の一場面に過ぎない。数分後、極端に言えば1秒後にも、それは「過去」になっていきます。大きな失敗をすると、自分の仕事自体が否定されたように感じるかもしれませんが、長い仕事人生の中では、成功も失敗も、1つひとつのシーンは連綿とつながりながら、一瞬にして過去へと超高速で過ぎ去っていくのです。

1日のうち、たった数秒であっても、こんなふうに自分の仕事を大きな時間の流れの中で俯瞰してみる習慣を持つようにしてください。そうすればきっと、「緊張すること」そのものが、以前よりも恐ろしくはなくなっているはずです。

Step 4

チーム力を高める心理学

職場の対人関係に強くなる最強ツール「類人猿分類」

人をタイプに分ける、ということに抵抗を持つ人もいるでしょう。なぜ色眼鏡で人を見るのだ、と。でも実は、性格分類という色眼鏡をかけない限り、私たちは自分が持っている色眼鏡（偏見）から、自由になることができないのです。

仕事のメンタル問題の9割は対人関係

仕事の悩みというのは、突き詰めると9割が、対人関係にかかわる問題に集約されます。

たとえば「営業が苦手」という人がいたとしても、それは「営業という仕事」が苦手というよりは、営業という仕事に必要不可欠な「不特定多数との対人関係」が苦手である、ということに尽きるのではないでしょうか。

また、一般的には対人関係の要素はそれほど関係ないと思われがちな研究開発や技術系の仕事であったとしても、仕事の中で感じているストレスを紐解《ひもと》いていくと、対人関係に関係するものがほとんどです。どれだけ技術や知識があったとしても、たまたまその部署に苦手な上司がいて、関係性が悪化していたら、それだけで仕事の成果はまったく上がらなくなってしまうでしょう。

少なくとも、心理学的な見地から仕事に役立つアドバイスができるとしたら、その9割は、対人関係にかかわる問題だといっても過言ではないだろうと思います。

「苦手な相手」がいるから、自分の仕事は成り立っている

83ページで「職場に10人の人がいれば、2人ぐらいは苦手な相手がいて当然だ」というお話をしました。

ただ、ここで注意が必要なのは、**あなたにとって「苦手な2人」は、誰にとっても「苦手な相手」というわけではない**、ということです。たとえば、あなたにとって天敵ともいえる嫌な相手であっても、他の人にとっては「ただの同僚」に過ぎないかも

しれないし、もしかしたら「職場で一番の信頼できる仲間」かもしれませんよね。

私たち1人ひとりの視野というのは、非常に限られたものです。自分の物の見方というのは、角度にたとえると、せいぜい30～40度程度の幅しかありません。きちんと物事を見ようと心がけて、時間をかけて観察しようとしても、視野に入ってくるのはせいぜい90度程度。360度すべての側面に光を当てる、ということは、悟りを開いたお釈迦様でもなければ、不可能です。

「自分の視野には限界がある」というのは、実は対人関係の真理の1つです。ここがしっかり、腹の底から納得できるようになれば、他人が不可解な言動をしたときに許せるようになり、相手に伝わる言い方を工夫できるようになってきます。

ここでは、こうした「自分の視野の限界」をわかりやすく体験させてくれる「性格分類」というツールをご紹介しましょう。

人の感覚世界は驚嘆するほど「違う」

自分の物の見方や視野は限られたものに過ぎない。性格分類は、そのことを芯の部分で実感し、日々の仕事の中で活かしていくために非常に効果的なツールであると私は考えています。ここでは特に、ビジネス向けの性格分類として「類人猿分類」というものをご紹介しておきましょう。

類人猿分類というのはゴリラ、オランウータン、チンパンジー、ボノボという4タイプに人を分類するビジネスツールで、広島県福山市で展開しているスーパーマーケットのエブリイの岡崎和江さんという方と私とで形にして、10年ほど前に発表したものです。株式会社エブリイホーミイホールディングスでは、この性格分類を人事に取り入れてから業績を大きく伸ばし、現在では株式会社エイチ・アイ・エスやサマンサタバサ、全国各地の学校、病院等で取り入れられ、大きな成果を上げています。

その模様は、何度かテレビなどでも紹介されたことがあるので、もしかするとご存知の方もいらっしゃるかもしれません。詳しくは公式サイトや書籍が出ていますので、そちらをご覧ください。ここでは、心理学ツールとしての類人猿分類の特徴をご紹介しておきましょう。

類人猿分類の大きな特徴は、タイプ分けが4つと、少ないことです。以下に、4つのタイプの特徴を簡単にご紹介しておきます。

職人気質のこだわり屋「オランウータンタイプ」

1つのことを追求する集中力に長けているタイプです。ビジネスでは、戦略立案や分析などで大きな力を発揮します。またアイデアマンですので、新しい事業を考えることに力を発揮する人もいます。マイペースで人に合わせる、思い計ることを軽視する傾向があり、チームで協力して仕事をするのは苦手です。

平和主義の安定志向「ゴリラタイプ」

全体の調和や安定を維持することを望むタイプです。単調な作業の繰り返しであっても、飽きずに続ける根気強さがあります。また、事前準備を丁寧に行い、チーム全員の意見を聞き、気遣いながら調整をしていくことができます。一方で、やや融通が利かず、仕事のコツをつかむまでに時間がかかります。

勝ち負け重視の積極屋「チンパンジータイプ」

考えるよりも即行動の実践派タイプ。新しい企画や事業立ち上げの際に先陣を切ってチャレンジをしていきます。コミュニケーション力に優れ、組織的に周りを巻き込みながら引っ張っていくのも得意ですので、リーダーにも向いています。思うようにいかないと、周囲に対して攻撃的で独善的になる傾向も持っています。

ちょっと人恋しい話好き「ボノボタイプ」

目の前の相手の心に寄り添い、同調するのが得意なタイプです。ボノボタイプがいると、チームの雰囲気が明るくなり、人間関係が円滑になります。また、お客さまが何を求めているかを感情のレベルからくみ取り、サービス向上につなげていくことができます。他者との関係性を大切にするため、他人への依存度が高くなる傾向を持っています。

では、自分や周囲の人がどのタイプかを、どのように診断すればいいのでしょう？類人猿分類では、以下の2つの質問に答えることで、自分や周囲の人のタイプを、簡易診断（http://yakan-hiko.com/gather/）することができます。
質問A「感情を表に出すか、出さないか」
質問B「一番大切にするのは追求・達成か、安心・安全か」

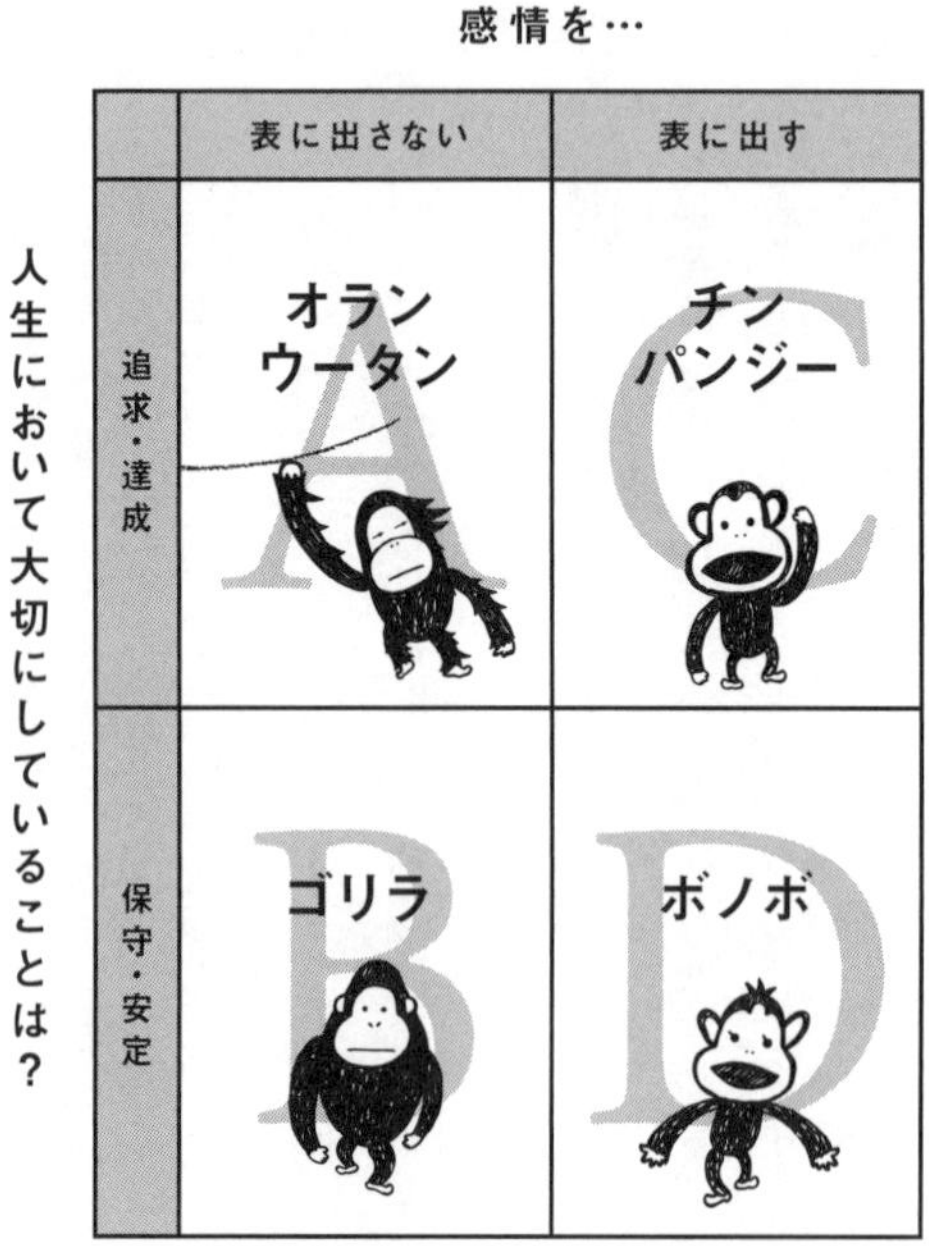

感情を…
表に出さない
表に出す
人生において大切にしていることは？
追求・達成
保守・安定
オランウータン
A
チンパンジー
C
ゴリラ
B
ボノボ
D

※『類人猿分類公式マニュアル2.0人間関係に必要な知恵はすべて類人猿に学んだ』（夜間飛行）より

たとえば、「感情を表に出す」「追求達成」を選んだ人は「チンパンジータイプ」というように分類するわけです。

自分の色眼鏡に気づく

類人猿分類を取り入れた企業で軒並み成果が上がっているという報告を聞くたびに、私はあることを、しみじみと実感します。それは、**私たちがいかに、ほとんど無意識のうちに、「自分の色眼鏡」で他人を見ているか**ということです。そして、性格分類というツールを使わない限り、そのことに自分で気づくのは、ほとんど不可能だというのが私の実感です。

あまり他人に感情表現することなく、自分の仕事に黙々と取り組むオランウータンタイプの人は、自己アピールにこだわる人や、他人の視線や思惑を気にしながら仕事をしているボノボタイプの人のことを理解できません。「いつもお喋りをして、仕事をサボッている」とか「他人の意見に左右されて、自分というものを持っていない」

と見えてしまうのです。

しかし逆に、仲間との交流を大切にするボノボタイプやチンパンジータイプから見ると、自分の仕事にこだわって取り組むオランウータンタイプの人は、とっつきが悪く、いつも不機嫌に仕事をしているように見えているかもしれません。

言い換えれば**「苦手な人」というのは往々にして、単に「自分とは異なるタイプの人」であることがほとんど**なのです。

まずは「自分とは異なるタイプの人がいる」ということを受け入れ、自分とは異なるタイプの人の行動や思考を、自分は十分に理解できていない、と謙虚に受け止める。そこからしか、チームワークを育むことはできません。そのためには、どれだけ他人と自分の〝生きる尺度〟が違うのかを、体験的に学ぶことが近道です。そして性格分類はそのことを、実感とともに教えてくれるツールだと言えるでしょう。

興味のある方はぜひ、書籍等で学んでみてください。また、公認講師によるセミナーでは、グループワークを通して、より深く学ぶことができます。ご関心のある方は、ぜひご参加ください。

類人猿分類公式サイト
http://gorihiya.yakan-hiko.com/
チーム力向上研究会「GATHER」
https://yakan-hiko.com/meeting/gather/
類人猿診断（簡易診断）
http://yakan-hiko.com/gather/

「祈り」は職場環境を激変させる最強の心理療法

「祈り」なんて非科学的だ、と言う人がいます。でも、実践的には「祈り」は非常に有効な、心理療法です。

「許せない！」

仕事をしていると、同僚や上司に対して、「許せない！」という気持ちにとらわれてしまうことがあると思います。


「どうしてわかってくれないの？」

「なぜあいつより私の評価は低いのか？」

「もっと違う言い方があるんじゃないの⁉」

私も、同じような経験をたくさんしてきましたので、そう言いたくなる気持ちはよくわかります。ただ、少なくとも心理学的な側面からみると、心の中が「誰かを断罪する気持ち」でいっぱいになっているときというのは、残念ながら、仕事はまったくはかどりません。

なぜなら、**怒りは、人のパフォーマンスを低下させる最大の要因**だからです。また、職場のメンバーの1人が怒りにとらわれてしまうことは、実はその人だけではなく、職場全体のパフォーマンスを低下させる原因にもなります。

あなたが上司に対して「許せない！」と感じているときには、多くの場合、上司もまた、あなたがそうしたネガティブな思いを自分に抱いていることを感じとっています。その結果、上司の仕事のパフォーマンスも下がっていきます。人間関係がうまくいっていない職場では、だいたいこのように連鎖的に、互いが互いの足を引っ張り合うように、パフォーマンスを落としています。

言い換えれば、チームで成果を上げたいと思うなら、どこかでこの悪いサイクルを断ち切っていく必要があるわけです。

悪循環をいかに断ち切るか

職場の上司や同僚に対して「許せない！」と感じているときには、必ずその職場全体に、人間関係の悪循環が起きている。もちろん例外はありますが、まずはそう考えておいて、間違いないでしょう。

ではどうやって、その悪循環を断ち切ればいいのでしょうか？　これは結局、他の誰でもない、あなた自身の中にある「誰かを断罪する気持ち」を払っていくしかありません。

「え!?　どうして私が変わらなければいけないの？　悪いのは向こうなのに！」

そうおっしゃる気持ちも、よくわかります。でも、まさにその「悪いのは向こうなのに！」という気持ちこそが、職場の空気をさらに悪いほうへと押し流す「アクセル」となってしまうのです。ですからまず、あなたの中のネガティブな思いを打ち払い、「明るい自分」を取り戻すことが必要なのです。

もちろん、この方法を押しつけるつもりはまったくありません。「そんなのはおかしい！」と感じるのであれば、取り入れる必要はありません。ただ、自分の心が落ち着き、明るくすることができると、苦手な相手のことが気にならなくなったり、許せるようになってきたりするのは事実です。また、そうやって相手を許せるようになれば、相手も自分も、パフォーマンスがあがってくる、ということも起きてきます。うまくいけば、職場に根づいてしまった「悪いサイクル」を少しずつ、いい方向に変えていくことも可能です。

「坊主憎けりゃ、袈裟《けさ》まで憎い」

私たちは、相手のことを「許せない！」と感じはじめると、その人の言動のすべてが、癪《しゃく》にさわるようになります。他の人だったらなんとなくスルーできる言葉が、苦手な相手が発するだけで「なんでそんな言い方するのかなぁ……」と引っかかるようになる。そうすると、毎日がストレスでいっぱいになっていきます。

「坊主憎けりゃ、袈裟まで憎い」という言葉がありますが、人というのは、一度誰かのことが苦手になると、相手の「悪いところ」ばかりに目を向けてしまうようになります。こうなると、地獄です。というのも、どんな立派な人であっても、探せば悪いところや至らないところは、いくらでも見つかるものだからです。

怒りにとらわれると、ただでさえ狭い私たちの視野が、さらに狭まります。腹が立てば立つほど、「こんなひどい人間がこの世にいるのか」というぐらい、許せなくなっていくわけです。

「祈り」はチーム力を高める最強の心理療法

実は、こうした恐ろしい悪循環を断ち切るのに非常に有効な方法があります。それが「祈り」です。

「祈り」というと「宗教」のイメージがあるかもしれません。でも、以下に紹介するような**「祈り」は、信仰する宗教を持たない人であっても、有効な「心理療法ツール」としてビジネスの場面でも活用することができます。**

やり方はシンプルです。1日のうちで少しの時間、目をつむり、あなたの身のまわりにいる人の顔を思い浮かべて下腹にフンッと力を入れ、「いつもありがとうございます」「幸せでいてください」と心から祈る……。これだけです。時間にすれば、5～10秒でできるでしょう。

たったこれだけのことでも、苦手な相手を許容できるような、心のゆとりが生まれてきます。ただ、実際にやろうとすると、意外に心理的な抵抗があることに気づかれるでしょう。特に、いつもあなたにプレッシャーをかけてくる上司や、馬が合わない同僚を思い浮かべて、心から幸せを祈れるでしょうか？　実際にやってみると、なかなか難しいことがわかります。

ですので、まずは身近な、苦手意識のない相手から始めるとよいでしょう。家族でもいいし、仲のよい友人や、学生時代にお世話になった先輩でも構いません。自分が比較的、好感を持っている人の顔を思い浮かべて、「幸せでいてください」と祈ってみる。それをクリアできたら、次は、少し距離感のある、特に好きでも嫌いでもない同僚などを思い浮かべて、同じようにやってみる。

苦手な相手のことを祈れるようになってくると、「ああ、あの人もまた、自分とは違った形で会社や社会に貢献しているのだ」ということを、心から納得できるようになってきます。そうするとだんだんと、共に働くことが苦にならなくなってくるのです。

「祈り」は被害者意識の負の連鎖を断ち切ってくれる

なぜ、祈りには人間関係の悪循環を断ち切る力があるのか。ここにはいくつかの心理的メカニズムが働いていますが、もっとも大きいのは、自分の中にある「被害者意識」を払ってくれることであると考えられます。

私たちは誰もが、心のどこかで自分を「被害者」だと思いたがる傾向があります。

「私はいつも、わからずやの上司のせいでひどい目に遭っている」

「得意先の部長の無茶な注文で、うちの会社はいつも迷惑をこうむっている」

仕事を通じて、こんなふうな被害者意識を持ったことがないという人はいないでしょう。自分は損をしている。自分は恵まれていない。必要なものを与えられていない。だから他人を責め立ててもよい……。人が自分を「被害者」の立ち位置に置こうとするのは、「自分は責められることはなく、相手の非を責めたてることができるから」です。

しかし、こうした「被害者意識」にとらわれることには、大きなマイナス面があります。被害者意識に浸っている人の心は怒りにまみれ、正常な力を発揮することができません。また、被害者意識によって生じる「ネガティブな空気」は、周囲の人の意欲を削ぎ、あなたへの悪印象を植えつけることにもつながります。

祈りは、こうした被害者意識が生み出す「負の連鎖」を断ち切る、最強のツールです。他人の幸せを祈ることで、あなた自身の被害者意識が薄れてきます。そうすると、やたらに他人を非難する気持ちが減り、苦手な相手と一緒に仕事をすることも、以前ほど苦にならなくなって来るでしょう。また、あなたのネガティブなエネルギーが伝わらなくなることで、相手からの理不尽な攻撃も、自然と減っていく。

「情けは人のためならず」という言葉がありますが、他人の幸せを祈るということは、そのまま、自分が働きやすいチーム環境を育むことに、直結しています。相手の幸せを祈ることによって、自分の中にある被害者意識を払っていくこと。実はこれこそが、職場の空気を変えていく、大きな一歩になるのです。

目指すは「苦手なあの人がいてくれてありがとう」という心境

「相手を変えることはできない。変えられるのは自分だけ」というのは、心理学が私たちに教えてくれる、対人関係上の大きな気づきです。本章で紹介した「祈り」というのは、まさにそこに立脚したテクニックだと言えるでしょう。

そのうえでもう1つ、ビジネスマンのみなさんが、こうした心理学ツールを活用するときに確認しておきたいことがあります。それは、「あなたの仕事にかかわる1人ひとりのパフォーマンスを上げることが、自分の仕事のパフォーマンスを上げること

につながる」ということです。

これは、当たり前のことのようでいて、忘れがちな視点です。いくら自分のパフォーマンスが上がったとしても、自分の周りにいる同僚や上司のパフォーマンスが上がらなければ、全体として成果は上がりません。

自分とは異なるタイプ、自分にとって理解しがたい感性を持つ人たち。そういうさまざまな人間が集まっているのが、組織です。組織に集う個性豊かな人たちが、1人ひとり、それぞれの角度から最大のパフォーマンスを発揮する。それができれば、チームはもちろん、あなた自身の仕事の成果も、飛躍的に伸びていくはずです。

「パワハラ」よりも怖い「愚痴の多い飲み会」

メンバーの力がぐんぐん伸びていく職場と、そこにいるだけで萎縮《いしゅく》し、人が伸びない職場というのがあります。両者を分ける「組織風土」の違いとはなんでしょうか？

パワハラそのものよりも、問題はそれを生む「根」

仕事選びでもっとも大事なことは、給料や待遇よりも、「組織風土」です。いくら給料が高く、ボーナスが出て、社会保障、仕事内容が理想的であったとしても、職場の組織風土があなたの能力を引き出し、成長させるものになっていなければ、そこは長く勤めるべき職場とは言えません。

たとえば近年、パワーハラスメント＝「パワハラ」が話題となることが増えました。

パワハラが起きている職場が、仕事をする場として最悪であるということは、いうまでもありません。ただ、実際にパワハラの事例が起きており、それを当事者が問題として認識しているのであれば、やるべきことはシンプルです。もちろん、深刻なケースでは警察や弁護士などが入ることもあるでしょうけれど、やるべきことは具体的です。

一方で、精神科医としての私の経験から感じるのは、そうした「目に見える形のパワハラ」そのものよりも、その背景にある「組織風土」のほうが、より根深い問題であるということです。

パワハラというのは言わば、ある特定の「土壌」の上に咲く「花」のようなものです。「パワハラ」という言葉で一般的に思い浮かぶ、暴言を吐いたり、暴力を振るったり、力関係を使って無茶な仕事を押しつけたり……、といった行為が生まれる背景には、目には見えない「土壌」がある。

そして、そうした「パワハラの花」を咲かせてしまう「土壌＝構造」を持った職場では、（たとえパワハラに至らなくても）そこで働く人の能力というのは十全に引き出されず、所属する人の心を少しずつ蝕んでしまうのです。

そうした「パワハラ風土」を抱えた組織というのは、実際にパワハラが起きているケースの何十倍も存在している。そのことが日本の会社組織の抱える大きな問題であるというのが、精神科医としての私の意見なのです。

電車の中で見た、ある風景

私たちにとって見慣れた「当たり前の会社員の日常」の中に、「パワハラ風土」は根を張っています。

先日、電車の中で若手数人と、50代とおぼしき上司の会話を耳にしました。内容としてはいわゆる世間話だったのですが、その会話になんとなく耳を傾けているうちに、私はだんだんと、なんともいえない暗い気持ちになりました。

というのも、その会話から、上司と部下との間に圧倒的な「上下」の関係があるにもかかわらず、互いにそのことをまったく意識できていないという、独特の閉塞感《へいそく》を覚えたからです。

会話をリードするのは終始、上司ばかり。部下はただ、上司の話に反応し、同意しているだけ。結局、彼らが電車を降りるまで、部下が自分の意見を投げかけたり、話題をリードしたりするシーンは見られませんでした。

その上司の方は、別に特段に高圧的というわけでもないし、言葉遣いがキツいというわけでもありません。部下も、別に媚《こ》びへつらっているわけでもないし、萎縮しているわけでもない。ただ、この2人の間にある上下関係は、このあと、どう会話が転んでも揺るがないであろうということだけは、強く伝わってきました。

そのことに私は、たとえようもないような閉塞感を覚えたのです。

上司と部下の間に上下関係があるのは当然のことです。問題は「上下関係がある」ということが意識できないぐらい、上下関係が「当たり前」になってしまっている、ということです。そういう関係性からは、決してクリエイティブな対話は生まれないと私は思います。

この上司と部下の会話の問題は、あまりにも予定調和で、まるで役割を固定されたＡＩ同士が会話をしているかのように聞こえました。こうした「無意識化・固定化した上下関係」こそが、パワハラの土壌のコアであり、またこれこそが、今、日本社会の停滞を引き起こしている、大きな要因となっていると私は考えます。

上下関係が固定化した職場では、自己評価が低下する

「無意識化・固定化した上下関係」は、その組織の中にいる人すべての潜在的な能力を損ないます。なぜなら、**上下関係が無意識化・固定化した職場においては、「自分より上の人の言うことに対して従順に従う」ということが、もっとも合理的な振る舞いとなる**からです。

「逆らわずに従う」ということは、言い換えれば「自分で考えない」ということです。これでは、その人の能力が抑圧されるのは当然です。そして、部下が自由に発想し、発言しない「イエスマン」だらけの職場では、当然、上司の能力も発揮されなくなります。

「上司の言葉に部下がただ同意し続ける」会話には、創造性が生まれる余地がありません。上司は自分の話が否定されるなんて思いもしないし、部下も、上司の意見をひっくり返すようなことはもちろん、上司の予測を上回るような発言すらしないように、無意識のうちに自分の考えや意見を抑え込んでしまう。これでは、人の能力が伸びる余地がありません。これは、日本社会独特の、人間の能力を損なう「見えない壁」なのです。

「上司の愚痴」が多い飲み会は黄色信号

最近、勤めていた会社を辞めた知人の女性から、こんなことを聞きました。辞めてから数ヵ月して、元の会社の社員が集まる飲み会に誘われたので参加してみたところ、ヘトヘトになったのだと言うのです。なぜかというと、飲み会に参加した2時間、みんなが、その場にいない上司や同僚の愚痴ばかりを言っていたから、とのことでした。

何より興味深いことは、彼女がよくよく思い起こしてみると、その会社の飲み会はいつもそんなふうだったけれど、辞めるまではそんなことが気になったことは一度もなかった、というところでした。辞めてはじめて、会社の飲み会が「愚痴合戦」だったことに気がついた、というのです。

パワハラの本体は、会社の文化、すなわち組織風土にあります。ですから、その職場の「パワハラ風土」を測りたければ、その会社の「飲み会」に出るのが、一番の早道です。なぜなら、飲み会でその場にいない上司の愚痴をみんなが口にする職場は、それだけ、社内の上下関係が固定化している、抑圧的な職場だと考えられるからです。

上下関係が固定化している組織にいる人は、皆一様に、自己評価が低く、表情が暗くなって、心身の調子を崩している人も少なくありません。そうした職場は、パワハラの危険性が高いことはもちろん、働く人の能力を引き出す力も弱い職場だと判断して、間違いないと私は思います。

上下関係が固定化した組織で自己評価が下がる理由

上下関係が固定化した組織にいる人の自己評価が下がっていくのは、結局のところ、そうした職場では、自分の能力を十全に伸ばせないからだと私は考えます。

人は自発的に行動することによって初めて、自分の能力を伸ばし、発揮していくことができます。「あれをやれ、これをやれ」と指示ばかりされていては、たとえうまくいったとしても、人の能力は伸びず、自己肯定感も損なわれていってしまいます。「自発的に行動する」ということがなければ、決して、その人の自己評価や自己肯定感が高まっていくことはないのです。

この理屈からいうと、たとえば、テレビドラマなどでよく目にする「営業成績をグラフ化したものを貼り出して競わせる」といったやり方は、組織風土としては「最悪」と言っていいでしょう。

本来「営業成績を上げる」ことは、営業マンであれば誰もが自発的に取り組むべき課題であるはずです。ところが、結果をグラフで貼り出され、上司の命令で競わされてしまっては、自発的に動く余地がなくなってしまうでしょう。

いくら成果が上がったとしても、上司の言うことをただそのまま実行し、自分の頭で判断することがなければ、社員の能力は伸びてはいかないし、社員の表情が明るくなることはないのです。

もちろんそうした環境にあっても、うまく考えを切り分け、自分のモチベーションをあげて競争に邁進しながらも、明るく仕事の質をあげていける人もおられるでしょう。しかし、全体を見れば、こうした環境においては、その人がもつ本来の力、つまり主体性が発揮できない人のほうがずっと多いだろうと私は思います。

「自分で考える」ことで自己肯定感は上がる

「自分の頭で考えずに人の言うことに従う」という行動様式にどっぷり浸かっていると、だんだんと「自分には判断能力がない」「自分は仕事ができない」というネガ

ティブな自己認知が、無意識のうちに強化されていきます。

これは、世間で一流企業と呼ばれる会社に入った人や、社内で出世をしている人にも、しばしば見られる傾向です。周囲からは成功したと見られがちな彼らが、実は低い自己肯定感に苦しんでいる。それは、厳しい上下関係に、ある意味過剰に適応してしまったことによって、自分で判断する機会を奪われ、十分に自分の能力を発揮できなくなってしまったからです。

もちろん、会社という組織において、上下関係を「ゼロ」にしてしまうことは不可能です。ただ、上下関係に「風穴」を開ける工夫を重ねることは必要です。1人ひとりが自発性を発揮し、少しでも自己肯定感を高めていく余地をつくるにはどうしたらいいか？　ぜひ皆さん1人ひとりが工夫し、考えていって欲しいと思います。重要なことは、1人ひとりが上下の縦の関係を崩していこうとする意思を持つことなのです。

「思いつき」を口にできる場をつくる

人を伸ばす職場環境にもっとも必要なものとは何か。それは、「ちょっとした思いつき」を気軽に口にできる場の空気です。

部下の自信を奪う「親切な」上司

それなりに経験を積んでいるのに、なぜか自分の仕事に自信が持てないという人がいます。そういう悩みを持つ人に話を聞いてみると、ある共通点に気づきます。それは、その人の働く組織が、上下関係、すなわち「タテ」の関係が中心になっている、ということです。

個々の裁量権が少なく、上司からはきめ細かく指示が降りてきて、それを忠実にこなしていく。同僚との雑談が少なく、常に効率化がはかられている……。こうした職場では、人は自分の仕事に自信を持つことができません。なぜなら、「失敗」の機会が奪われているからです。

「タテ」の関係が中心的な組織においては、部下の失敗はそのまま上司の責任とされます。なので上司は「あれとこれをやれ」「ここから先はやらなくていい」と、こと細かに指示を出し、部下も、そうした指示から外れないよう、言われた範囲の仕事だけをこなしていくようになる。

そうすると失敗は少なくなり、業務としては効率化がはかられますが、そこにいる人の成長は妨げられてしまいます。

なぜなら、こうした職場ではいくら成果が上がっても、1人ひとりが「自分の力で成し遂げた！」という実感が得られないからです。

本当の自信は、「言われたこと」だけをやるのではなく、自分で考え、自分で工夫したときに、培《つちか》われるものです。自分で試行錯誤し、ときには失敗をすることによって、「この仕事は、自分がやりきったのだ」という感覚が得られる。それが、本当の自信を育んでくれる。

よく、「自信をつけるためには成功体験が必要だ」ということが言われます。確かに成功体験も必要です。でも、本当の自信をつけるためには、成功体験と同じぐらいかそれ以上の、失敗体験が必要なのです。

仕事の自信は「自分で工夫した経験」によって育まれる

仕事の自信というのは「自分で工夫した」経験がなければ育まれることはありません。当たり前のことのようですが、タテの人間関係を中心とした会社組織では、自分で考え、自分で工夫する裁量をなかなか与えられない傾向があります。

職人や、農業のように、自分なりに工夫し、失敗や成功の中でゆっくりと自信を育む場が少なくなっているのは、現代の大組織が抱える構造的な問題です。

ですから余計に、現代の大きな組織の中で仕事をしている方には、仕事の中でのふとした「思いつき」を大切にしていただきたいと私は思います。

「思いつき」といっても、なにも「前代未聞の大発見」である必要はありません。日々の業務の中でのちょっとした思いつきでいいのです。それをできる限り形にして、次の仕事につなげていく。たとえば、書類を少し読みやすい書体に変える。仕事を依頼するメールの書き方を少し変える。それくらいの些細なことであれば、現代の大組織の中でも、個人の裁量で工夫する余地はあるはずです。

営業職の方であれば、ただ契約を1つでも多く取る、ということだけを考えるのではなく、「このお客さんはどういう人間なんだろう」「この人は何を求めているんだろう」ということを想像してみる。

その中で、ただ、自社の商品をすすめるだけではない、コミュニケーションの糸口が見つかるかもしれません。

そして、そこから明らかになった課題に対して、自分や、自分の勤める会社が提供できることを、自分なりに考えてみる。そこでようやく、成長の扉が開かれるのです。

「思いつき」が生まれやすい場の空気と習慣

「思いつき」が歓迎される職場と、そうでない職場というのがあります。その違いは、その会社の「会議」を見るとすぐにわかります。「思いつき」を気軽に口にする人がいない職場の会議は退屈で、陰鬱《いんうつ》です。それも当然です。過去のデータや、それまでの話の流れに沿った「意味のある発言」ばかりだと、予想外の展開がどこにもないからです。

一方で、「今、思いついたこと」や「空気を読まないひと言」を平気で口にする人がいる会議は、楽しく、議論が活性化します。そして、そういう会議に出ている社員は、どんどん成長し、自信をつけていきます。

というのも、「自分でもなぜ、こんなことを思いついたのかわからない」と不思議になるような発想が頭をよぎった瞬間こそが、その人が成長する瞬間だからです。

言い換えれば、メンバーの「思いつき」が飛び交う会議は、それ自体がクリエイティブであることに加えて、メンバー1人ひとりの自信を育む、最良の場である、ということです。

そうした「思いつき」を大切にするためには、組織全体が、「何を言っても否定されない、安心できる場」になっていることが必要です。また、個人レベルでは、**「思いつきが浮かびやすくなるような習慣」**を持っていることが望ましいでしょう。

作曲家の久石譲さんは、だいたい3ヵ月周期で、毎日同じ練習曲を弾かれるのだと聞きました。久石さんといえば、『千と千尋の神隠し』など、ジブリアニメのテーマソングで有名ですが、映画音楽をはじめとして、数えきれないぐらい多くの作品を生み出されている、世界有数のクリエイターです。

その久石さんが、毎日、それこそ儀式のように同じ練習曲を弾くという話をお聞きしたとき、私は、こうした習慣を持つことは、あらゆるクリエイティブな仕事に欠かせない習慣だと感じました。

ジョギングでもいいし、水浴びでもいいし、ヨガでもいい。とにかく毎日、同じことを繰り返す。そうすると、生活の中にリズムが生まれてきます。生活の中にある種の「リズム」ができると、そのリズムが実は毎日変化していることに自然と、気づくようになります。

「微かな違和感」に気づくようになること。それこそが実は「自分に気づく」ということの始まりです。その変化に気づくようになると、自分の中に生まれるかすかな発想にも気づけるようになる。これがすべての始まりとなります。

新たな発想（ここでは「自分の内側からの声」のことです）は、ただ漫然としていては降りて来ません。いや、むしろ「降りて（生まれて）きているのに気づけない」と言うほうが正確でしょう。自分の心のうちにある声、生まれつつある発想に敏感でいること。そのために創造的な人は習慣を持つのです。

誤解を恐れず、少し平易な言葉で言うならそれは「思いつき」が降りてきやすくなる、ということです。会議などでタイミングよく「思いつき」が出る人というのは、しっかりとした「思いつきを呼ぶ」習慣を持っている人なんです。

成果ではなく安心が、自信を育む

仕事というのは、短期間でわかりやすい成果が上がるものではありません。そもそも、現代の仕事はあまりにも細かく分業化が進んでいるので、自分の仕事がどこまで役立っているのか、どう成果につながっているのかということが、非常に見えづらくなっているのではないかと思います。

成果が見えにくい中で仕事をしていると、私たちはどうしても、焦ります。そうすると、売上など、目に見えやすい、わかりやすい指標で一喜一憂してしまうことになります。

これでは仕事の中で安心できる時間を持つことができず、「思いつき」を口にするゆとりがなくなってしまいます。

「本当の自信」をつけたければ、「成果が上がっても、成果が上がらなくても大丈夫だよ」という、心から安心できる場所を持っておくことが必要です。これは、会社の人間関係にも、1人ひとりの心持ちとしても、言えることです。

以前、旅先で会津磐梯山《あいづばんだいさん》の姿を見たとき、なんだか、心の底があったかくなるような、ほっとする感覚を抱きました。磐梯山の雄大な稜線《りょうせん》を眺めていると、なんだか仕事がうまくいこうと、うまくいかなかろうと、たいしたことではない、というゆとりの感覚が生まれたのです。こうした「心の中の安心できる場所」を、大切にしてほしいと思います。

故郷の景色、子供の頃に行った海水浴のときに浴びた太陽の日差し……、誰もが心のどこかに、心から安心できる場所を持っているはずです。自分自身が安心できる場所を心の中に持っておくこと。それがあると、目先の成果にとらわれずに「思いつき」を口にできるようになります。実はそれこそが、「自信」を手にする、一番の近道なのです。

「世代間ギャップ」を越えたチームづくり

世代間ギャップを埋めていくことは、「人生１００年時代」の職場環境を考えるのであれば、喫緊《きっきん》の課題です。

若手の芽を潰す「老害」は排除すればよいか？

「老害」「新人類」……、ビジネスの世界では周期的に「世代間ギャップ」が話題となります。勢いのあるベンチャー企業などでは、社員の平均年齢の低さを売りにすることもあるようですが、そうした会社も、20年、30年と時間が経てば、創業時のメンバーは老境に差しかかっていきます。そう考えれば、できるだけ幅広い年齢層の社員を雇い、それぞれの強みを生かすチームをつくっていくことは、規模の大小にかかわらず、持続性のある組織をつくるうえで欠かせない課題と言えるでしょう。

最近では「老害」という言葉を目にするようになりました。ビジネスの世界においては、若手の新鮮なアイデアをよく考えもしないで潰してしまったり、古い常識にとらわれたまま、若手に非効率な仕事を押しつけたりする年配のビジネスマンを揶揄《やゆ》する表現として、使われているようです。

確かに、こうした「老害」的な側面を持った上司やベテラン社員によって若手の活躍がはばまれているケースは、現実にも起きているのでしょう。ただ、「老害」を排除すればそれで万事解決かといえば、それはあまりにも短絡的ではないかと思います。実際のビジネスの現場では、なんとかして世代間のギャップを乗り越え、経験豊富なベテランと、勢いのある若手、それぞれの特徴をうまく活かしていくことに、今多くの会社が取り組んでいます。

そうした流れを踏まえて、ここでは、若手とベテランの間の心理的な「速度」の違いから、両者のギャップを埋める方法を考えてみたいと思います。

「ベテラン」が若手の提案に慎重になる本当の理由

若い社員が、斬新なアイデアを思いつく。「これはいいアイデアだ！」とばかりに上司に伝えると、中高年の上司が渋い顔で「うーん」と首をひねる。その反応を見て、若手は「ああ……、やっぱり世代が違うから、若者の発想を理解できないのだな」とがっかりする……。

若手の立場に立てば、そういう印象を受けるのも当然です。ただ、これは必ずしも「埋められないギャップ」ではありません。

まず、若手社員の提案に首をひねっている**ベテラン社員も、よくよく話を聞いてみれば、若手の提案を全否定したいわけではない**ということが少なくありません。

確かに、時代によって移り変わる「流行」に対して、スピーディにキャッチアップできるかどうかには、世代間のギャップがあります。10歳、場合によっては5歳でも年齢が違うと、流行の話題についていけないということがあるのは、皆さんご存知の通りです。

しかし、そもそも「流行に乗っているかどうか」ということは、そのビジネスの成否を分ける一要素でしかありません。

60代、70代でも第一線で活躍している人は、確かに「流行」には疎い側面はあるかもしれませんが、ビジネス一般についての物事の理解力や経験、知識は十分に持っています。実際、ビジネスの世界には60代、70代といった年齢を超えて（中には80代になっても）、ますます素晴らしい仕事を成し遂げていく人たちがたくさんいます。

これは医療の現場でも同じです。教科書的な知識よりも、現場で豊富な経験を積んだベテラン医師の直感的な意見が尊重される場面がしばしばあります。もちろん、科学的に正しい知識に基づいて医療を行うことは大前提なのですが、現場では、「それだけ」では、判断を誤り、救える命が救えなくなってしまうことも少なくありません。だから、多様なケースを経験してきたベテラン医師の判断は、現場の医療には欠かせないのです。

このことはおそらく、ビジネスでも同じではないでしょうか。たくさんの経験を積んできたベテランは、新しい事業を立ち上げるときのリスクや難しさ、見逃しやすいポイントといったことを、経験から掴んでいます。だからこそ、若手の提案が、いくら流行に乗ったものであっても、全体的な観点から「これはちょっと難しいのではないか」と苦言を呈している可能性は十分にあるでしょう。

全体として見たときには素晴らしいアイデアであったとしても、ベテランの視点から見たときには一抹の不安要素が残っている。もしそうだとすれば、時間をかけてすりあわせていくことも可能であるはずです。

判断する「速度」の大きな違い

若手とベテランの間にあるギャップ、それは突き詰めると、**決断に至るまでの「速度」のギャップ**に行き着くのだろうと私は考えます。

若手は一般的に言って、自分が思いついたアイデアは早く実行に移すべきだと考える傾向にあります。素晴らしいアイデアほど、ぐずぐずしていたら他の会社に先を越されてしまうかもしれない。見切り発車でもいいから、早くスタートさせなければ、というふうに。

一方で、ベテランはそれまでの経験から、実際にプロジェクトをスタートさせた後に起きる問題について、思考を巡らせています。アイデアとしては素晴らしいかもしれない。でも、このまま若手に任せて勢いのまま進めてしまうと、かなりの確率で失敗しそうな気がする。だとすると、どこを工夫すればいいんだろう……？

ベテランが眉間にしわを寄せて頭をひねっているのを見ると、若手は「ああ……、やっぱり世代が違うから、私たち若者の発想を理解できないのだな」とがっかりしてしまいがちです。でも、そこで踏みとどまってベテラン上司の意見を組み入れれば、長期的な観点から、さらにプロジェクトを改善していける可能性が生まれるのです。

誤解のないように申し上げておきますが、私は、若手の皆さんが、常にベテランの意見に耳を傾けなければいけないよ、と言いたいわけではありません。経験や思い込みが少ない若手が、それまでの枠組みにとらわれないことで、大きな成功を収める、というケースは、有り余るほどあるでしょう。

重要なことは、若手とベテランの間には経験の差があり、経験の差によって、判断に時間的な差が出てくる、ということです。時間をかけて是非を判断しようとするべテランと、怖いもの知らずで「できるだけ早く始めたい」という若手……。もしも両者が、互いの「時間感覚の違い」を理解し合うことができれば、年齢を越えて、建設的な議論ができる可能性が開かれるのではないか、と思うのです。

ベテランはなかなか本題に入らない

ベテランと若手の間のギャップは、実は「速度」ではないか、というのはあくまでも仮説です。ただ、この本の読者の多くを占めるであろうビジネスマンの皆さんはきっと、普段の仕事の中で、自分の提案に対して、上司が快い反応をせず、いらだった経験があると思います。そんなとき、脊髄《せきずい》反射的に相手を「老害」として断ずるのではなく、ひと呼吸置いて、上司から見えている世界、上司の感じている時間感覚を想像してみる、ということは無駄ではないと私は思います。

もちろん、上司は自分の経験にとらわれすぎて、無駄に判断を遅らせているだけ、という可能性もあります。ただ「上司から見えている世界」を想像することで、両者の間にある「速度」の差を埋めていくことができれば、ビジネス現場のコミュニケーションは、今よりもずっと生産的になっていくでしょう。

もしかすると、読者の皆さんの中には、若手とベテランの間にある「時間感覚の差」というものに、ピンとこない方もいらっしゃるかもしれません。

私は仕事柄、さまざまな企業の若手の方からベテラン、あるいは重役クラスの方まで、年齢や立場が異なるビジネスマンの方々とお会いしてきました。その中で私が印象的だったのは、「本題に入る」タイミングです。

入社数年以内の若い方に比べて、10年以上キャリアを積んできた方々は、そう簡単に「本題」に入りません。特に、日本の大企業では、経験を積んだベテランほど、なかなか本題に入らず、雑談の時間を取ります。延々と最近のニュースや身の回りの雑談をしたうえで、おもむろに「ではそろそろ……」と本題が始まる。

この速度感のギャップを埋めることができれば、世代を越えたコミュニケーションは、かなり円滑になるように私は思います。基本的には相手を変えることはできないので、自分のやり方を、ある程度相手のリズム、スピードに合わせることこそが、職場での世代間ギャップを埋める、大きな一歩となるでしょう。

「自分で自分を説得できる」ことはリーダーの資質

リーダーに求められる資質とはなんでしょうか？　心理学的には、「自分で自分を説得できる」ということは、人を率いる人に求められる、最も重要な条件だと考えられます。

「ことなかれ主義」のリーダーは、実は集注欲求にとらわれている？

「組織のリーダーに向いているのはどんな人か」ということは、昔からよく、議論されてきたテーマです。たとえば「決断力こそが、リーダーに求められる資質なのだ」と言う人もいれば「部下にきちんと目配りできる人でなければ、リーダーの資格はない」と言う人もいます。

逆に、日本においてよく問題になるのは、リーダーの立場にある人の「ことなかれ主義」でしょう。失敗を恐れ、前例のない新しいテーマに積極的に取り組もうとしない。重要な決断ができず、チャンスを逃してしまう……。日本にはそういう「ことなかれ主義」のリーダーが多すぎて、そのことが日本の成長が止まる大きな要因になっている。そんな批判を、よく耳にします。

心理学的に見ると、こうした「ことなかれ主義」のリーダーに共通するのは、実は幼稚な「集注欲求」へのとらわれです。

集注欲求というのは、「他人からの注目を集めたい」欲求のことです。生まれたての赤ん坊が、空腹や不快感を訴えるために泣くのと同じように、大人になっても、他人からの関心を惹こうとする欲求が人間にはある。

こうした欲求を未成熟な状態で持ち続けている人がリーダーになるとどうなるか。普通に考えると、他人の関心を惹くために、何か新しいことをやって目立とうとするのではないか……、と思われるかもしれません。しかし、実際の企業では集注欲求の強いリーダーほど「ことなかれ主義」になりがちなのです。

「ことなかれ主義」のリーダーというのは、往々にして、組織内の弱者に対して攻撃的です。なぜかといえば、集注欲求の高い人ほど、「他人から批判を受けたり、非難されたりして、地位を追われることを避ける」という自己防衛欲求が強いからです。だから、相手の弱点を指摘し、やる気をくじこうとします。**「他人から賞賛されること」よりも、他人の評価を下げる。そのほうが、目先の集注欲求を満たしやすいと感じてしまうんですね。**

では、こうした他人からの評価に一喜一憂しないリーダーとは、具体的にはどのような人物を言うのでしょうか。それは、「自分で自分を説得できる力」を持ったリーダーなのだと私は思います。

まずは自分自身を説得すること

チームの中で、どのようにリーダーシップを発揮するのか。上に立つ人間はどのように振る舞うべきなのか。『アベンジャーズ』や『アイアンマン』『キャプテン・アメリカ』といった、マーベル・シネマティック・ユニバースがつくるヒーローものの映画シリーズは、こうしたリーダー論の基本を学ぶための、よい教科書となります。

こうした映画を組織論の視点から観ていて気づくのは、それぞれの映画のヒーローであり、リーダーである主人公たちは、多くの場合、自分から望んで「リーダー」になろうとしない、ということです。アイアンマンにしても、キャプテン・アメリカにしても、他人から請《こ》われ、その思いに応えることで、結果としてリーダーとして振舞っています。

だからこそ、彼らが誰かに指示を出すときには、決して権威的に、一方的に命令を下すことはありません。必ず、情理を尽くして説明し、相手を説得しようとします。

「今はこういう状況で、君にしかこれを頼める人はいない。だから他ならぬ君にお願いするんだ……！」と。

こうして情理を尽くして相手を説得し、協力を仰ぐ姿勢というのは、ドラマでは当たり前ですが、実際の社会には、これを十分に身につけている人はそう多くはありません。人間的に成熟せず、集注欲求にとらわれたままリーダーの地位についてしまった人は、この誠実さを忘れてしまいがちです。

それゆえに、こうしたリーダーの下についた部下は、表面的に指示に従うことはできても、「これこそが、自分のやるべき仕事だ」というレベルまで仕事へのコミットメントが高まっていきません。

1人ひとりのメンバーが、自分の役割を自覚し、仕事にコミットメントしていくためには、リーダーによる、丁寧な「説得」が必要です。では、部下の1人ひとりの役割を説明し、情理を尽くして説得するために必要なことはなんでしょうか？

それは、データを集めることでも、相手の反論を封じるような弁論術を磨くことでもありません。部下を説得するために必要なこと。それは（まずは）リーダー自身が、自分で自分を説得する、ということなのです。

たとえば「○月○日までに、この計画を完成させなければならない」という課題があったとします。このとき、なぜ「○月○日」という期日があるのか、間に合わなければ何が起きるのか、そもそもこの課題は、なぜ達成しなければいけないのか。達成できると、どんなプラスの展開があるのか……。

こうしたさまざまな要素について、リーダー自身が納得いくまで考え、受け入れることができているか？　それが問題です。この問いを突き詰めて考えているリーダーの言葉であれば、部下に行動を変えさせるだけの力が宿るのです。

パワハラは、「納得していないリーダー」の下で起きる

リーダー自身が納得していなければ、部下を説得することはできない。

このことは裏を返せば、「自分が納得する」というステップを踏んでいない「命令」はすべて、パワハラの温床となるということです。たとえば、部長から無理難題を頼まれた課長が、自分自身がその命令にまったく納得できていないのにもかかわらず、「上司の指示だから」という理由だけで、部下に仕事を押しつけたとします。

指示を受けた部下は、なんとなく命令を下している自分の上司自身が、腹の底から

その指示について納得していないことを感じ取ります。そうなると、当然モチベーションを高く保って仕事をすることはできなくなってしまうでしょう。

また、指示を下す上司にも、「自分自身が納得できていないまま部下に命令を下してしまった」という無意識レベルの後ろめたさが残ります。こういった後ろめたさが生じると、人間の脳は、可能な限り、そういう事実（自分自身が納得いっていないのに、部下に押しつけたこと）を無意識に否認するようになります。

否認されて鬱滞《うったい》したエネルギーは、たとえば虚勢、イライラ、不機嫌、無視、皮肉、八つ当たり、さらにはイジメにまで、時間を経て、形を変えて表出されることになるのです。パワハラ問題の背景には、往々にして、こうした中間管理職独特の、抑圧された感情があると考えられます。

2つの共感性のベクトル

日本では「自分がリーダーになって皆を引っ張っていこう」という志を持たない人

が、組織の慣習やバランスや年功によって、なんとなくリーダーに押し上げられてしまう傾向があります。リーダーというものが、その役割の重要性より「地位」として機能している。これは日本独特の問題と言えるでしょう。

こういう日本社会でリーダーを務める人が注意しておくべきことは、**人の共感には2つの方向性がある**、ということです。

2つの方向性というのは、「**自分より上の立場の人への共感性**」と「**自分より下の立場の人への共感性**」です。これは真逆のベクトルで、なかなか2つを同時に備えている人というのはいません。必ずどちらかに偏っているのが普通です。

その偏りをできるだけ、自分なりに把握して、真ん中に立てるように調整する。そのことは特に、日本の大企業で、中間管理職的なポジションを務める人にとっては重要なスキルです。

実際問題、日本的組織における「リーダー」というのは、ほぼ全員が「中間管理職」です。自分の下には部下がいる一方で、自分が指示を仰ぐ上司もいる。そのどちらに対して、自分は自然と関心が向くのか、ということを知っておく。

「部長もいろいろ難しい判断をしていて、大変だろうな」と上長の立場を慮る傾向のある人は、部下の困りごとを見落としがちです。

逆に、自分の部下やパートなど、弱い立場の人にきめこまかに目配りができる人というのは、上司や企業の経営陣の思いを、なかなか想像することができません。


この偏りを自覚しておけば、リーダーを取り巻く多くの問題は、解決の糸口が見つかります。上の立場に共感しやすい人は、自分がパワハラをしていないか、パワハラで困っている人を見落としていないか、ということに意識して注意を向けたほうがいいでしょう。

一方で、自然と弱い立場に立つ人に優しい視線を向けられる人は、上司が困っていることや、経営的な視点を自分の判断の中に取り入れたほうがよいのです。

Step 5

成功への道筋を描くための心理学

成功の助走期間とアイデアの熟成期間

成功者のエピソードを聞くと、あたかも「すべてがとんとん拍子であった」かのような錯覚を覚えます。しかし、成功のプロセスには、実際には果てしない時間と労力がかかっています。それを認識していない人は、せっかくの「成功の種」を芽吹かせることなく、潰えさせてしまうことになるでしょう。

素晴らしいアイデア「だけ」ではビジネスで成功することはできない

「成功者が語るサクセスストーリー」を読むと、そこには、革新的なアイデアを思いついた瞬間や、できあがったサービスや商品が大成功したシーンばかりが描かれます。

そのため、私たちは「画期的なアイデア」の有無こそがビジネスの成否を分けるのだと考えがちです。しかしそれは大いなる誤解です。実際には「アイデア」や「発想」だけで成功し続けられるほど、ビジネスの世界は甘いものではありません。

もちろん、斬新なアイデアや非凡な発想が、成功の条件の1つであることは間違いないでしょう。しかし、**アイデアや発想が斬新で、非凡なものであればその分だけ、それを「形」にしていくためには多大な時間と労力がかかります。**

ニュートンは、木から落ちるリンゴを見て万有引力の法則を思いついたという伝説がありますが、その着想から、最終的に「万有引力の法則」をまとめるまでにどれくらいの時間と労力が注ぎ込まれたかということはあまり語られません。

どれほど素晴らしい着想であっても、それを形にしていくプロセスが頓挫《とんざ》してしまえば、ビジネスとしては失敗です。逆に、アイデアそのものはさほど革新的ではなくても、しっかりとしたプロセスを踏んで形にしていけば、ゆっくりと社会を変え、世界に影響力を与えるようなプロジェクトに育つ、ということは起こり得ます。

成功するには、「才能」よりも「やり抜く力」が重要である――。ペンシルベニア大学の心理学教授、アンジェラ・ダックワースはベストセラーとなった著書『やり抜く力「GRIT《グリット》」』（ダイヤモンド社）の中で、たくさんの地道な研究の裏づけとともに、そう語っています。「地道な努力を継続する」ということは、「斬新なアイデアを思いつく発想力」と同じか、それ以上に、成功の必須条件なのだと私も思います。

地味で単調な毎日の先にこそ光がある

斬新で画期的なアイデアは、なかなか多くの人の賛同を得られません。むしろ「無理だよ」「諦めたほうがいいんじゃないの」という、周囲からのネガティブな圧力にさらされることがほとんどです。自分自身の心の中にも、「うまくいかないんじゃないか」「こんなこと諦めたほうがいいんじゃないか」という不安がよぎってしまうこともあります。

そうした周囲からの否定的な声や自分自身の不安を乗り越えながら、長期間にわたって地道に努力し続けるために必要なこととは何でしょうか？

それはひと言で言えば、アイデアを形にしていくための**日々の作業やプロセスそのものを楽しみ、喜びに満ちたものにしていく、ということ**です。

結果を急ぐのではなく、考え、工夫し、試行錯誤すること自体を好きになり、やめられないと感じるようになること。創造的なイノベーションというのは、そういう時間が延々と積み重ねられる中で、ようやく形になるものです。

そういう意味では、創造的なイノベーションのスタートラインに必要なのは、必ずしも斬新で、優れたアイデアではない、ということがわかります。凡庸《ぼんよう》なアイデア、あるいは漠然とした「思い」であったとしても、そこに継続的に熱意を注ぎこめるか、ということが最終的な成否を分けるのです。

「世の中の人をアッと言わせるようなものをつくってみたい」
「とにかく、世界中の人が幸せになるような仕事をしたい」

もしも会社で、こんな漠然とした夢を口にする人がいたら、周りから一気にバカにされてしまうかもしれません。しかし、こうした漠然とした「ああしたい」「こうしたい」という夢が持つ力は、バカにしたものではありません。実際、多くのビジネス成功譚《たん》も、その原点にあるのはそうした青臭く、子供っぽい、漠然とした思いがスタートラインにあります。

こうした「夢」を抱いて生きていると、そのうち必ず具体的なアイデアやイメージが降りてきます。あるいは、日々の雑然とした仕事の中の、思わぬ気づきが、アイデアを前に進めるヒントをもたらしてくれることもあるでしょう。そうやってだんだんと、まるでプリンが固まるようにアイデアが形をなしていく……。

つまり、その人の心の中にある漠然とした「思い」や「願い」が、具体的な「アイデア」に結実していくまでの「熟成期間」こそが、アイデアそのものよりも、ずっと大事だということです。

ですから、「なかなかいいアイデアが思いつかない」という人も、決して焦る必要はありません。むしろ、自分の中にある「何か、すごいことをやってみたい」「人の役に立つことをしてみたい」という「漠然とした思い」を腐らせないように、大事に維持するように心がけてください。「自分の好きなことはなんだろう」「自分がやるべき仕事はどこにあるんだろう」と悩んでいる時間こそが、その人の人生が成功に向かって進み始めるために必要な、アイデアの熟成期間なのですから。

「同調圧力」をエネルギーに変えよう

「いつかはイノベーションを起こしたい」という思いを胸に抱きつつ、決して腐らず、日々の仕事を前向きに、明るくこなしていく。こういうアイデアの熟成期間を過ごしていくうえで、大きな問題となるものがあります。それは、組織内や社会からの同調圧力です。「そんなことやっても無駄じゃないの?」「無理せずに、言われた仕事だけやればいいじゃないか」という声によって、心の中で育てていたイノベーションの芽をつまれてしまう例は少なくありません。

歴史があり、規模がある程度以上大きくなった会社は、過去に例のなかった斬新なアイデアよりも、前例を踏襲することを好みます。だからこそ、会社勤めをしている人の中には「今の組織にいたままでは、新しいアイデアを形にすることは難しい」「チャレンジをするなら、独立して、起業しないといけない」と考える人も少なくありません。

もちろん、それも1つの道です。ただ、その一方で、そうした同調圧力の強い組織の中に残りながらも、粘り強く自分のアイデアを形にしていく人もいます。組織の中で押さえつけられたり、圧力をかけられて潰されそうになることによって、逆に心の内に秘めたアイデアが熱量を帯び、さらに洗練され、強く育っていく、ということがあるのです。

旧弊的な組織の中でも腐らず、チャレンジを続けていくために必要なものは、「アイデアを共有する仲間」です。秘密を共有することによって人はより強く団結し、それぞれの能力を存分に発揮できるようになります。もしもあなたの所属する組織が、新しいアイデアに興味がなかったとしても、理解のある同僚を何人かでも見つけることができれば希望があります。無理解な上司には秘密で、そのアイデアの種を育ててみましょう。組織の同調圧力から隠れて育てることによって、そのアイデアはだんだんと熱量を帯びて、エネルギーを蓄えていきます。

「秘密」を共有した若手グループの間には、だんだんとチームとしての連帯感が生まれ、クリエイティビティが高まっていきます。

かつてフロイトは「抑圧された性的なエネルギーこそが、クリエイティビティの根源である」という衝撃的な説を唱えました。私は基本的に、アドラー心理学を学んだ立場ではあるのですが、人間の創造性、クリエイティビティにまつわる洞察について、フロイトの説は今読んでも、示唆《しさ》に満ちていると感じます。

新しいアイデアを潰してしまうような抑圧的な組織風土は、一般的にはクリエイティビティの敵だと考えられています。しかし、そうした抑圧的な職場（もちろん明確なパワハラが横行するような職場は論外です）の中で、粘り強く自分なりのアイデアを育て続けることは、実は大きな成功のためには、欠かせないプロセスになるかもしれないのです。

いずれにしても言えることは、アイデアが形をなすには長い時間がかかるということ。間違いないのは、長い時間をかけて、ゆっくりと発酵させるように育ててきたアイデアほど、その後、ちょっとした困難があっても揺らぐことなく、実現に向けて進めていくことができる、ということです。

あなたの中にある「アイデアの種」を、ぜひじっくりと、時間をかけて育ててください。どんな環境にあっても焦らず、助走期間を大切にしていれば、そのアイデアは必ず芽を出し、大きな花を咲かせてくれるはずです。

劣等感の「コア」を見極めてキャリアの羅針盤を手に入れよう

「自分はダメだ」という劣等感は、人の可能性を潰してしまうこともあれば、「何くそ！」というエネルギーを備給する、成長エンジンとなることもあります。では、その違いはどこにあるのでしょうか。

「劣等感をバネに成功する」というのは本当か

自分が周囲の人より劣っているということを認めるのは辛いことです。仕事でも、成果を出せず、自信を失っているあなたを横目にどんどん出世していく同僚の背中を見ているうちに、「自分は仕事ができない人間なんだ」という劣等感にとらわれてしまった経験のある人もいるでしょう。

劣等感は多くの場合、自己肯定感を傷つけ、自信を失わせます。でもその一方で、強い劣等感を巨大なエネルギーに転換し、飛躍的な成長を遂げた人も、歴史上、たくさんいます。

版画家の棟方《むなかた》志功《しこう》氏は、極度の弱視です。しかし棟方氏の作品は「日本のゴッホ」と呼ばれるぐらい、国際的な評価を受けました。ベートーベンは耳が聞こえなくなってから、代表作となる交響曲をつくっています。軍隊一の小男だったナポレオンは、のちに独裁者として、国中のヒーローとなりました。

映画俳優も、８頭身の美男美女ばかりというわけではありません。チャップリン、トム・クルーズ、アル・パチーノ、ロバート・デ・ニーロ……。映画俳優としてはかなり小柄な彼らが、銀幕の世界でのし上がっていく際には、きっとその劣等感が、大きなエネルギーを備給したのではないでしょうか。

では、劣等感に押しつぶされてしまう人と、それをポジティブなエネルギーに転換し、成功に結びつけていく人の間には、どのような違いがあるのでしょうか。

「劣等感をバネに成功した」というエピソードは世の中に溢れています。しかし、その多くは、ともすると「お涙頂戴の苦労物語」として消費されてしまい、そこから教訓を読み取ることが難しい傾向にあります。

ここでは、劣等感を自身の成長のエネルギーに転換していくために必要なことはなにか、ということについて考えてみましょう。

可能性を潰しているのは自分自身

中国を代表する巨大企業「アリババ」の創業者であるジャック・マーが、ある講演で次のように述べています。

何かを無料プレゼントすると「これは罠だ」と非難する。
「少額投資で大丈夫」と言うと、「じゃあ、儲からないじゃん」と文句を言う。
「多額の投資が必要」と言うと、「そんな金ない」と文句たらたら。
「新しいことに挑戦しよう」と誘うと、「経験がないから無理！」と諦める。
「伝統的なビジネスだよ」と言うと、「じゃあ成功しないね！」と却下される。

「新しいビジネスモデル」と言うと「ああ、MLM（マルチレベルマーケティング）か」と決めつける。

「店を経営してみたら？」と言うと、「自由がなくなる！」と主張する。

「起業してみたら？」と言うと、「プロじゃないから無理」と受け入れない。

私の結論は、言い訳を熱弁している暇があったら、もっと素早く行動に移せばいい。いつも考えてばかりよりも、何か実際にやってみたらどうか。ずっと待っているだけで自ら何も行動しない人は成功しないのです。


ジャック・マーという人は、言葉遣いが過激でちょっと傲慢そうな物言いをすることもあって批判されることも多い人物ですが、言っていることの中身は真っ当で、また、他人への愛のある言葉だと私は感じます。

さて、このジャック・マーの「檄《げき》」は、まっすぐに受け止めれば、「考えるよりも行動せよ」と要約することができるでしょう。でも、もう少し深読みするのであれば、

「人の可能性を潰しているのは、自分自身である」というメッセージとして読み取ることができると思います。

自分の成長にブレーキをかけているのは、自分自身である。「劣等感を持つ」こと自体は仕方がないかもしれない。でも、もしもあなたが、その劣等感を理由に、自分は成長できない、自分は変わることはできない、成功することなんかできないと思いこんでいるとしたら、それは変わろうとしない自分の責任ではないか。ジャック・マーなら、そう言うんじゃないか、と私は思うのです。

私たちは自分の人格に日々投資をしている

私たちは無意識のうちに「自分を変えることなんてできっこない」と思い込んでいます。パソコンにたとえれば、まるで「ＯＳ」のように、一度心の奥底に書き込まれてしまった性格は、二度と上書きできないように固定されていると考えている人が多い。でも、これは間違いです。

もちろん、持って生まれた気質には、基本的に変わらないものもたくさんあります。

でも、私たちが「変えられない」と思い込んでいる性格というのは、ただの「思い込み」に過ぎないものであることが多いのです。私たちが抱えている「劣等感」などは、その最たるものです。

「モテない」「人づき合いが苦手」「勉強ができない」「集中力がない」……。こうした自分のネガティブな側面は、別に、あなたの人格にしっかりと根を下ろしているわけではない。変えようと思えば、明日からでも変えることができる。そう考えたのが、アドラー心理学の創始者であるアルフレッド・アドラーです。

アドラーは、人は毎日のように、自分のパーソナリティに「投資」をしているのだ、と指摘します。「人付き合いが苦手」という人は、ずっと「人付き合いが苦手」という性質を持ち続けているのではなく、日々の生活のさまざまな場面で、どんな行動を選ぶかによって、「人付き合いが苦手」という自分の人格を上書きし、強化しているのだというのです。

たとえば、「おはよう」と挨拶を交わすときに、なんとなく相手と目を合わせずに、そらしてしまった。この1つの行動だけで、自分の人格に「人と明るくコミュニケーションをとることができない」という新しいページを上書きしている。日々、自分のパーソナリティに対して投資する、というのはそういうことです。

私たちは毎日、自分の人格、自分の劣等感、自分の個性に投資をしている。あなたがあなたでいるのは、あなたが主体的に書き込んでいるからだ。裏を返せば、その「投資」の方向性を変えることができれば、性格というのはその瞬間から、少しずつ変化できる。これが、アドラー心理学の基本的な考え方であると思います。

自分の劣等感の「中身」を知る

自分の劣等感を乗り越え、それを力に変えていくための第一歩は、**自分が何に対して劣等感を覚えているのか**、ということをしっかりと認識することです。というのも、劣等感の本体は、「劣っている」という現実よりはむしろ、「劣っている自分」に対する否定的な思いにあります。そういう思いのコアにあるものが何か、ということが見えてくると、劣等感を乗り越える一歩を踏み出すことができるでしょう。

その鍵となるのが、「嫉妬」です。自分自身を分析するのが難しければ、有名人や歴史上の人物を、「嫉妬」という観点から分析してみる。織田信長は誰に嫉妬していたか？　モーツァルトは誰に嫉妬していたか？　ナイチンゲールは誰に嫉妬していたか？　もちろん、こうした問いの本当の答えはわかりません。しかし、こういう問いを立て、想像を巡らせることは、人間の本質を理解するための、いいトレーニングになります。

自分がどんな人に、どのように嫉妬しているかを知ることは、自分自身への理解を深めてくれます。たとえば、私は同じ精神科医として活動している他の医師に対して嫉妬や劣等感を覚えることは、ほとんどありません。私よりも優れたお仕事をされている先生がたくさんおられることは言うまでもなく承知していますが、そうした先生方と、自分を比べようとは思わない。

一方で、たとえばテレビで才能あふれるタレントさんたちが、すごくセンスのいい、切れ味の鋭いコメントをされているのを見ると、無性に劣等感が刺激されることがあります。自分もあんなふうに、ひねりの利いたコメントをしてみたいな、と嫉妬するのです。

誤解のないように言っておくと、私は別に、喋りのプロである芸人さんに勝ちたいとか、彼らのようになりたい、と思っているわけではありません。おそらく私は、彼らの「センスのよさ」に対して劣等感を覚えているのだと思います。

こうやって自己分析をしていくと、私の抱える劣等感のコアには「センスのよさ」というものがあるんだということがだんだんと見えてくる。不思議なもので、そうやって具体的な対象が見えてくると、劣等感にさいなまれることも減ってくるのです。

劣等感は行動を変える「羅針盤」になる

ジャック・マーは「行動することによって、人は変わることができる」と言います。でも、今まさに劣等感にさいなまれている人は、「行動せよ」と言われても、どこに向かって行動するかという方向性を見失っています。自分の劣等感を分析し、自分が何に劣等感を覚えるのかということを知ることは、自分の歩むべき方向を見出す大きな足がかりになります。

自分が何に対して、どのように劣等感を抱いているのか。あるいは誰に対して嫉妬し羨《うらや》んでいるのか……。それを正確に掴むことができると、自然と、自分が本当はどうなりたいのか、どこに向かっていきたいのか、ということが見えてきます。

私たちは劣等感というものを無意識のうちに「過去」に紐づけて捉えがちです。「あのとき、あんなことがあったから、私はこんな劣等感を抱いたのだ」と。でも、もしも劣等感を未来に向けて捉え直すことができたらどうでしょうか。それはあなたが歩むべき道を指し示してくれる人生の「羅針盤」になってくれるのではないかと思うのです。

「失敗」を恐れているあなたへ

失敗を恐れている人に成功はありません。でも、失敗は誰にとっても恐ろしいものです。よって、「もしも本当に大失敗をしてしまったら」というシミュレーションをしておくことは、ビジネスマンにとっては非常に大切な、心理学的トレーニングと言えるでしょう。

覆水盆に還らず

失敗は誰にとっても、恐ろしいものです。でも、失敗を恐れて挑戦を避ける人には、決して成功は手に入りません。では、どうやれば失敗を恐れず、チャレンジをし続ける自分でいることができるでしょうか。

心配性の人は、できるだけ準備を整え、あらかじめ失敗の芽を潰しておこうとするでしょう。あるいは失敗を上司に知られたくないあまりに微妙にごまかしたり、思わず嘘をついてしまったりした経験のある方も、いらっしゃるかもしれません。

失敗に向き合うには、そもそも「失敗」とは何か、ということを捉えておく必要があります。**失敗には、2つの本質があります。それは、「失敗は決してなくならな**

い」ということと、「失敗をなかったことにはできない」ということです。

どれほど優秀な人でも、どれほど完璧なプロジェクトでも、それを担うのが人間である以上、必ず失敗はあります。どれほど完璧な準備をしていても、不測の事態というのは起きます。失敗は決してなくなることはありません。私たちは失敗について考えるとき、「どうすれば失敗がなくなるか」と考えがちですが、これは問いの立て方が間違っています。失敗は決してなくならないのですから。

失敗のもう1つの本質、それは、失敗は「なかったこと」にはできないということです。

「覆水盆に還らず」というのは、真理です。机から落ちて、割れてしまったグラスは、元の通りにはならない。失敗はなくならないし、失敗自体を「無」にすることはできません。

私たちはともすると、「グラスが割れた」という事実から目を背けようとしたり、「グラスが割れた」ことの責任を、自分以外の誰かに転嫁しようとしてしまい、結果的に、より大きな問題を招き寄せてしまうことがあります。

失敗はなくならないし、なかったことにはできない。この真理を、しっかりと認識することがすべてのスタートラインです。

失敗に気づいたとき、最初にやるべきこと

失敗はなかったことにはできない。だとすれば、失敗をしたとき、私たちはどう行動すればいいのでしょうか？

少し前のことです。ホテルでの会食のあとの駅の改札で、財布が手元にないことに気がつきました。記憶をたどってみると、どうやらホテルのトイレに置き忘れてしまったようです。

一瞬のうちに、いろんな後悔や不安がサアッと頭をよぎりました。「どうしてすぐに気がつかなかったんだろう」「どうして、10分も立ち話をしてしまったんだろう」「この30分ぐらいの間に、誰かに盗られてしまったかもしれない」などなど……。

仕事の失敗でも、同じようなことが起こるのではないでしょうか。私たちは失敗をしたとき、往々にして、冷静さを失い、不安にかられ、すぐには適切な行動をとることができなくなってしまう。

しかしながら、犯してしまった失敗はもう「なかったこと」にはできません。私たちにできることは、失敗という現実を踏まえて、今自分にできること、できないことを見極めるだけの「冷静さ」を取り戻すことです。

このとき、私はまず、ゆっくりと深呼吸をすることにしました。息を吐ききってから胸いっぱいに吸って、4秒ほど息を止めてから細く長く吐く。人間は動揺すると、交感神経優位となります。でも、深呼吸を何度か繰り返すことで副交感神経が刺激され、少しリラックスすることができました。

落ち着きを取り戻した私は、ひとまず、忘れた可能性が高いホテルのトイレに戻って、財布を探すことにしました。幸い、8Fのトイレの個室に行くと、置きっ放しになっていた財布を発見できました。

失敗したときにやるべきことは、後悔でもなければ、反省でもありません。今、自分にできることとできないことを冷静に見極められるだけの「平常心」を取り戻すことなのです。

失敗の悪影響は、想像の1／10程度

心を落ち着かせることができたら、状況を整理して、対策を練ることができます。財布をなくした、という程度の失敗であればやるべきことはシンプルですが、仕事の失敗の場合は、状況を自分なりに整理し、できること、できないこと、あるいは最初にやるべきこと、次にやるべきことをまとめることが必要です。

まず、自分が犯した失敗によって「具体的に、どんな問題が起こりうるか」ということを考えてみる。失敗した直後の動揺した心のままだと、私たちは実際に起こり得る問題の10倍ぐらいの深刻な状況を妄想していることが多いものです。しかし、心を落ち着けて、冷えた頭で分析してみると、あなたの失敗によって現実に生じうる問題は、あなたが想像しているものの1／10程度であるということに気づきます。

「1／10なんて、そんなはずがない！」と思われるかもしれません。でも、考えてみてください。今まで、誰かが失敗したことで、あなたの人生がひっくり返るほどの影響が起きたことがあったでしょうか？　1人の人間の失敗がもたらす影響というのは、実はたかがしれています。しかし、いざ自分が失敗すると、私たちは動揺します。それは「上司に怒られるかもしれない」「取引先から、契約を切られてしまうかもしれない」という類の不安で頭がいっぱいになるからです。

そうです。失敗したときに私たちの頭をめぐる不安というのは、**「失敗そのもの」というよりは、失敗によって「他人からの評価」が損なわれることへの不安がほとんど**なのです。

こうした不安が強い人ほど、自分の失敗の影響を過剰に見積もります。しかし、失敗の影響を過剰評価することは、失敗をうまくリカバリーするような、建設的な行動や発想には繋がりません。なぜなら、失敗の影響を過剰に評価してしまうと、だいたい失敗を隠そうとしたり、言い訳ばかりに気を取られてしまったり、肝心の失敗の後始末が疎かになってしまうからです。その結果、さらに傷口を広げ、かえって自分の評価を下げてしまうのです。

特に日本人は「人に迷惑をかけてはいけない」という価値観に、無意識のうちにきつく縛られています。この強迫観念が「失敗」と結びつくと、一気にパニックが起きます。つまり、同じ失敗でも「他人に迷惑をかけるような失敗」をしたとき、私たち日本人のメンタルは必要以上の大ダメージを受けやすい。このことは覚えておいて損はありません。

失敗は成長への試練

次に、失敗をどう、次に生かしていくかということを考えてみましょう。

仏教では失敗を「仏様から与えられた試練」と捉えます。「失敗」はただの偶然ではない。それが生じるには何らかの意味がある。そしてそれは決してネガティブな、マイナスの意味ではない、というのが仏教の教えです。むしろ、長期的に見たときには、ほとんどの失敗はその人の成長の糧《かて》となる経験なのです。

これは、ただの「ポジティブ・シンキング」ではありません。仏教の「失敗観」

は、非常に広大で緻密な世界観を背景にしています。それは簡単に言えば、1つの失敗の原因は、身近な他人や社会「だけ」ではなく、森羅万象のすべてにつながっている、という考え方です。

私たちは往々にして、失敗の原因を他人や社会など、「自分以外のもの」に求めがちです。しかし、仏教ではすべてがつながっている、と考える。そのことを表したのが、皆さんも耳にしたことがある「因果応報」という言葉です。この言葉は、多くの人が「悪いことをすると、巡り巡って自分がひどい目に遭う」という意味で理解されています。

しかし、**本来の「因果応報」とは、「本人が気づかずにやったこと」も含めて、それが悪いことであれ、いいことであれ、すべてがつながっていずれ、自分自身に返ってくる**、というこの世の法則のことです。

「因果応報」の考え方に基づくのであれば、あらゆる失敗には原因があります。どれほど理不尽で不条理な出来事であっても、仏の視点から見れば、そこにはちゃんと因果関係がつながっている。ただ、その因果関係があまりにも複雑なので、私たち人間の理解力では捉え切ることができないだけなのです。

これが2500年前にお釈迦さまが悟られたと言われている、仏教の世界観ですが、これは心理学的に見ても、非常に理にかなったものだと私は思います。人間のメンタルは「無意味性」に対して、とてももろい性質を持っています。失敗が何の意味もない、ただネガティブなものだと捉えていると非常にしんどいのです。

でも、どれほどきつい失敗をしてしまったとしても、そこに「意味」や「意義」があると信じることができれば、人間の心は失敗を明るく、クリエイティブに捉え直すことができるのです。

失敗をしたときに「なんでこんなミスをしてしまったんだろう？」「こうすれば防げたかもしれないのに」とくよくよ悩んでいては、あなたが持つ潜在能力を十分発揮することができません。逆に、「この試練を乗り越えれば、私はまだ成長できる。だから、仏様は他ならぬ自分に、この試練を与えたのだ」と捉えることができれば、人はどこまでも、クリエイティブな力を発揮することができるのです。

「これにもきっと、意味があるのだ」

なぜ失敗の話が、仏教の話につながるのか、疑問に思われた方もいらっしゃるかもしれません。でも「失敗をどう受け入れるか」という問いに答えようとすると、もう一般的な心理学では間に合わなくなってしまうのです。というのも、「失敗をどう受け入れるか」という問いは、結局のところ「不条理な出来事（不幸）をいかに受け入れるか」という、非常に深い問いに直結しているからです。これは、一般的な心理学で答えられる範疇《はんちゅう》を超えています。

たまたま自分の身に降りかかった不幸、自分に責任がないように思える失敗。こうした出来事に対して「ああ、これもまた、自分にとって意味があるかもしれない」と捉えること。これはもう心理学ではなく、運命をどう捉えるかという、宗教の領域に踏み込んだテーマです。

ただ、これを心理学的なトレーニングに変換して、皆さんの日常に取り入れていくことは可能です。たとえば、大きな失敗をしてしまったときに、目を閉じて「これにもきっと意味があるのだ」と唱えてみる。理不尽で、腹立たしいことが起きたときにも、同じように唱えてみる。できれば3回ぐらい、声に出してみる。そうすると、フッと心が落ち着いてきます。

不条理を受け入れられるかどうかは、現実的に言って、人生を好転させる、大きな契機となります。「これにもきっと意味があるのだ」という〈呪文〉をぜひ心の片隅で覚えておいて、何か、失敗をしてしまったときに試してみてください。

仕事の全体像を把握する

指示を受けたときは完璧にこなせるのに、仕事を完全に任されたり、イチから立ち上げたりすると、途端にミスを連発しうまくいかない、という人がいます。そういう人は、**仕事を「部分」として捉えて、全体像を把握できていない可能性が高い**と言えるでしょう。

医者で言えば、病名や症状は完璧に覚えているけれど、身体全体の仕組みの理解や、実際の患者さんを診た経験が少ないと、そういうことが起きます。医学部の試験であれば満点に近い点数を取れるかもしれないけれど、実際の現場に出て、生身の患者さんを相手にすると、ちゃんと体の状態を捉えられないのです。

もしも今、「全体像」を把握することが苦手だという人が増えているとすれば、その背景には、やはりインターネットの普及による、情報環境の激変があると考えられるでしょう。仕事に必要な情報は、スマートフォンがあればすぐに手に入れることができます。極端な話、将棋のＡＩソフトがあれば、ほとんど将棋をやったことがない人であっても、有段者に勝つことができる。つまり、その仕事の「大枠」が決まっているなら、スマートフォンで情報を仕入れ、仕入れた情報の範囲内で仕事をしている限り、そう困ることはないのです。

でも、そうした「情報量」で対処できるのは、仕事の枠組みがある程度決まっている場合に限ります。上司からの指示をこなすことが仕事であれば、枠組みはほとんど揺らがないので、完璧にこなすことができるかもしれない。でも、仕事を完全に任され、上司からの指示がなくなると、仕事の範囲は曖昧になり、ありものの情報を使っても、仕事が進まなくなってきます。

つまり、どこまで自分が考え、判断しなければいけないのかという「仕事の範囲」自体が曖昧になると、スマートフォンは途端に役に立たなくなる。ましてや、新規事業を立ち上げるといったときには、仕事の全体像が見えていないと、にっちもさっちもいかなくなってしまうのです。

マニュアルから全体像へ

仕事において、マニュアルや手順というのは、あくまで、全体の業務の中の、一部分を取り出したものにすぎません。そうしたマニュアル的な仕事、あるいは指示待ちの仕事をやっているうちには、なかなか仕事の全体像を捉えることができません。

このことは、教育でもよく指摘される問題です。低学年で、ひらがなや数字を覚え、簡単な計算問題を解いているうちは特に問題なかったのに、小学校の4年生、5年生ぐらいになると、途端に成績の落ちる子供がいます。これは、応用問題になると、そもそも何を問われているのか、という「問い」そのものを理解する必要が出てくるからです。この段階になると、「今、この単元では何をマスターしなければいけないのか」という全体像への理解が求められる。単純な暗記だけでは、テストで点が取れなくなっていくのです。

仕事でも同じように、「部分」（マニュアル的な仕事）だけでなんとかなっていた段階から、その壁を乗り越えて、「仕事の全体像を俯瞰的に捉える」という段階へ成長していくことが求められます。これは、「部分」を積み上げているだけでは、決して超えられない壁です。「全体像を把握する」意識を持たない限り、仕事で独り立ちしていくことはできないのです。

「全体像を捉える力」を伸ばすには

では「全体像を把握する」力を伸ばしていくにはどうしたらいいのでしょうか？

私がおすすめするのは「話をする」ということです。

日本のビジネスの現場では「会話」というと上司から部下への「指示」と、部下から上司への「報告」がほとんどです。部下からの報告を上司が聞き、上司が部下に指示を出す。指示を受けた部下は「はい、わかりました」と仕事をして、その結果を報告する。このやり取りの中には、実は人と人の、対等なコミュニケーションは成り立っていません。

たとえば「新製品の売上予測」について上司と部下が話している場面をイメージしてみましょう。

上司：「前回は、発売1ヵ月でどれくらい売れたんだっけ？」

部下：「ええと、○○個ですね」

上司：「そうか。今回は発売1ヵ月で○○個だから、前回の20％増ぐらいは目指せそうだな！」

部下：「そうですね。頑張って売っていきましょう！」

この上司は、この商品にどれくらいのポテンシャルがあるのか、今市場はどのような状況で、今回の商品の強みは何か……、ということをなんとなく頭の中でイメージしながら、「前回の20％増を目指せるのではないか」という予測を立てています。しかし、これに対して部下は、なんとなく同意しているだけです。少なくとも、上司と同じように、頭の中で仕事の全体像を組み立てる、ということができていないように見えます。上司の言葉にただ「反応」しているだけで、自分で考え、判断することができていない可能性が高そうです。

何が問題か。そうです。上司の質問が「イエス・ノーで答えられるクローズド・クエスチョン」になってしまっているから、部下は上司の言葉に同意するだけで、ほとんど何も考えなくても会話が成り立ってしまうんですね。これは本当の意味で、部下が「話をする」ことができていない。これでは、「全体俯瞰能力」は鍛えられないのです。

「全体像を把握する力」を伸ばすオープン・クエスチョン

「イエス・ノーで答えられるクローズド・クエスチョン」ではなく、自分で考え、理路を整えた答えが求められるオープン・クエスチョンで問いかける。そうやって部下に話をさせることで、「全体を俯瞰する能力」が鍛えられます。「来月は今月よりも20％売り上げを伸ばそう！」というのではなく、「来月20％売り上げを伸ばすためには、どのように営業スタイルを変えればいいのだろう？」と問いかける。このように問いかけられた部下は、自分で考え、なんとか答えを出すようになるでしょう。

このことは、自分自身でも同じです。常に、オープン・クエスチョンで自分自身に問いかけている人は、常に目の前の「部分」にとらわれすぎずに、全体像を見た発想をする習慣がついてきます。

意見は一致しなくていい

なぜ、ビジネスの現場ではオープン・クエスチョンよりもクローズド・クエスチョンのほうが多くなってしまうのか。それはおそらく、「意見を一致させること」が、職場全体の大きな目的になってしまっているからでしょう。日本の職場に特有の傾向かもしれませんが、私たちは、「みんなの意見が一致する」ことを望みます。でも、実際には、意見が一致したからといって、ビジネスがうまくいくとは限りません。むしろ、意見はバラバラであっても、全体像を見据えながら、それぞれが自分の責任において、異なる意見の中から最良と思われる方策を選んでいくほうが、うまくいく可能性は高いでしょう。

大切なことは、**メンバーの1人ひとりが、仕事の全体像を把握したうえで、自分で考え、判断し、意見することができる**、ということです。

このことは特に、部下を持っている人には注意をしてもらいたいと思います。私たちはほとんど無意識のうちに、相手を自分の意見に同意させようと、つい先回りをして誘導をしてしまいがちです。

「あの会社のことをどう思う?」と聞くのではなく、「あの会社は○○だよね?」という聴き方をしてしまう。そうすると部下は「私もそう思います!」と答えてしまって、会話が終わってしまうのです。これでは、部下が全体像を捉えたうえで同じ結論に達したのか、ただ上司の言葉に付和雷同《ふわらいどう》していただけなのか、判断がつきません。

1週間に1度くらいは、何か1つのテーマについて、自分なりに語ってみる習慣をつくりましょう。部屋で自分1人で話をしてもいいし、ブログサービスなどを使い、外に発信していくのでもいいでしょう。自分が仕事の全体像をどれだけ把握しているのかを知り、その力を伸ばしていくことにつながるはずです。

全体像を把握するトレーニング

全体像を把握する力をつけるには、「話す」だけではなく「書く」というのも有効なトレーニングです。別に、仕事にかかわるテーマでなくても構いません。ある程度の長さがあって、自分以外の人が読んだときに、因果関係や理路がしっかりと伝わるように意識して文章を書いてみる。

実際にやってみると、「他人に伝わる文章を書く」ということは、かなり難しい、ということがよくわかります。

私たちはテレビやネットの断片的なニュースで、「わかったつもり」になっていることが多いのですが、ある程度まとまった文章にしてみると、本当は全体像をほとんど把握できていなかった、ということにも気づくはずです。

全体像をイメージして、そのイメージを他人に伝わる言葉にしていくこと。このプロセスを踏んでいくことで、「部分」から「全体」へと、俯瞰的な視点が養われていきます。

断片的な知識だけで仕事をしているうちは、その仕事について知らない他人を納得させるだけのストーリーを語ることができません。ひとつながりのストーリーを語る力がついてくれば、上司からの指示待ちの段階を越えた、独り立ちできる人材へと成長した証だと考えることができるでしょう。

おわりに

僕がアドラー心理学を学ばせていただいた師匠である故・野田俊作先生が、若い頃に仰っていた、印象深い言葉があります。それは「カウンセリングというのはゲリラ戦だ。全面戦争にしちゃいけないよ」、というものです。

ゲリラ戦というのはどういうことかというと、クライアントが抱えている問題について、あまり大風呂敷を広げるのではなく、できるだけ具体的な場面や状況に絞って解決策《さく》や対応を考えていく、ということです。

「幸せな仕事人生を送るには」とか「出世と仕事の充実感はどちらが大事か」といった大それたテーマではなく、「週の初めの朝の憂鬱な気分を10％明るくするために、できることはあるか」「来週の会社の会議でのストレスを少しでも軽減していくために、どうすればいいか」といった、小さくはあるけれど、その人にとって喫緊の課題である問題解決のお手伝いをする。それが「ゲリラ戦」「全面戦争をしない」ということの意味だと思います。

言うまでもないことかもしれませんが、これは「目先の問題さえ解決すればそれでいい」という考え方ではありません。むしろその逆です。つまり、最初から問題の「本丸」に迫るよりも、時間や場所を限定して個別・具体的な問題解決をはかったほうが、結果的に、その人の人生全体がより前向きで、ポジティブな方向に変化していく、ということが起きやすいという、経験に基づく知恵なんです。

部分的で、ハウツー的な問題解決が、実は人生全体を好転させる鍵を握っている。ただ、そのためにはやはり、カウンセラーの側が、人生全体を通じた大きな方向性や理念、価値観をしっかりと携えておく必要があると思います。

たとえばアドラー心理学であれば、「共同体感覚」というものがあります。人間というのは根本的なところで、他人に貢献したい、困っている人を助けたい、人の力を引き出したい、という思いを持っている。あるいはそこに喜びを感じる生き物である。あえて簡単に定義するなら、共同体感覚というのはそうしたものです。

アドラー自身は、残念ながら共同体感覚という考え方を完成させる前に、この世を去ったと言われています。ただ、私が学んできた範囲で申し上げるのであれば、アドラーが「共同体感覚」という言葉に込めた「共同体」というのは、自分が所属している会社とか、国とか、そういう現実の限定されたものを指しているわけではありませんでした。もっと普遍的な、人間の根本に備わった感覚として、「共同体感覚」というものをアドラーは想定していたようです。

アドラー心理学ではこの共同体感覚というものが人間に備わっているということが、カウンセリング理論の基本前提になっています。そして実は、それに相当すると思われるよく似た考え方が、仏教にもあります。慈悲や仏性という考え方がそれにあたります。

人間は怒りや妬みなどのさまざまなネガティブな感情や欲得によって間違ったことをすることがある。でも、実は心の根源のところには、他人の助けになりたいという思いの萌芽を、皆生まれ持っている。なぜなら、人間はもともと仏であって、そのことを忘れているだけだからだ、というのが仏教における慈悲や、仏性の考え方です。

人間は社会的な動物である、ということがよく言われますが、人間は共同体の一員として生き、そこで他人に貢献することによって喜びや充実感を覚える。共同体感覚や慈悲、仏性というのは、人間に備わった、いわば根本的な特性であると僕は考えています。

ただ、共同体感覚にしても、仏教における慈悲や仏性にしても、崇高な理念ではあるものの、日常の中では、ネガティブな感情にとらわれたり、目先の欲得に振り回されて、そうした特性をつい忘れがちなこともまた、現実の人間の姿です。

だからこそ、人間には日常の「ゲリラ戦」を実践するためのツールや言葉、技術が必要なのです。それらを駆使しながら、日常生活の中で降りかかるさまざまな問題を解決し、目先の悩みを軽くしてやること。そうすることによって私たちは少しずつ、他人に貢献できる本来の自分を手に入れていくのだと思うのです。

そういった考えから、本書には、目の前の問題解決につながる考え方やちょっとした心理療法的なワークなど、ハウツー的な要素をできるだけ盛り込むように心がけました。ただ、それらを使っていく舞台裏には、人間には共同体感覚や慈悲、仏性が備わっている、という前提があるのです。


皆さんが向かっていく先に、大きな光が輝いていると信じているからこそ、ハウツーだって捨てたものではないのです。もしかしたらこれは欲張りな目標設定かも知れません。ですからこの試みがうまくいったかどうかは、読者の皆さんの判断に委ねるしかありません。

私自身は医者で、いわゆるサラリーマン経験はありません。自分自身が研修医や勤務医として先輩から薫陶《くんとう》を受けた経験や、これまでカウンセリングの中で見聞きした、さまざまな会社員の方々のお話やエピソードが、本書の大きな基盤となっています。

日々の小さな悩みや問題を丹念に解決していくことが、結局は人間の大きな成長につながっていく。誰もが、アドラー心理学における共同体感覚や、仏教でいうところの仏性を目覚めさせ、他人に貢献できる人になっていくことができる。その一助となるような、優しさや、あったかさのあるハウツー本として、本書を楽しんでいただければと思っています。

パラパラとページをめくって、その中から1つでも、2つでも、「あれ、意外とうまくいったぞ」という体験につながるような内容になっていたら、とてもうれしく思います。

名越康文

【著者紹介】

名越康文（なこし やすふみ）

1960年、奈良県生まれ。精神科医。相愛大学、高野山大学客員教授。
専門は思春期精神医学、精神療法。

近畿大学医学部卒業後、大阪府立中宮病院（現：大阪精神医療センター）にて精神科救急病棟の設立、責任者を経て、1999年に同病院を退職。

引き続き臨床に携わる一方で、テレビ・ラジオでコメンテーター、映画評論、漫画分析などさまざまな分野で活躍中。

この作品に対する皆様のご意見・ご感想をお待ちしております。

おハガキ・お手紙は以下の宛先にお送りください。

【宛先】

〒 150-6008 東京都渋谷区恵比寿 4-20-3 恵比寿ｶﾞｰﾃﾞﾝﾌﾟﾚｲｽﾀﾜｰ 8F
（株）アルファポリス　書籍感想係

メールフォームでのご意見・ご感想は右のＱＲコードから、
あるいは以下のワードで検索をかけてください。

アルファポリス　書籍の感想　検索

ご感想はこちらから

仕事で折れない心のつくり方

名越康文 著

2021年 5月 31日初版発行

編　集－原　康明
編集長－太田鉄平
発行者－梶本雄介
発行所－株式会社アルファポリス
〒150-6008 東京都渋谷区恵比寿4-20-3 恵比寿ｶﾞｰﾃﾞﾝﾌﾟﾚｲｽﾀﾜｰ8F
TEL 03-6277-1601（営業）03-6277-1602（編集）
URL https://www.alphapolis.co.jp/
発売元－株式会社星雲社（共同出版社・流通責任出版社）
〒112-0005 東京都文京区水道1-3-30
TEL 03-3868-3275
装丁・中面・図版デザイン－ansyyqdesign
編集協力・構成－鳥居直介
印刷－中央精版印刷株式会社

価格はカバーに表示されてあります。

落丁乱丁の場合はアルファポリスまでご連絡ください。

送料は小社負担でお取り替えします。

©Nakoshi Yasuhumi 2021. Printed in Japan
ISBN 978-4-434-27544-9 C0030